Nd:YAG

歯科用Nd:YAGレーザーの臨床応用

監著

鴨井 久一 （日本歯科大学歯学部歯周病学講座・教授）

クインテッセンス出版株式会社 2003

Tokyo, Berlin, Chicago, London, Paris, Barcelona, São Paulo, New Delhi, Moscow, Prague, Warsaw, and Istanbul

■執筆者一覧（五十音順）

畝　千景（広島大学医学部・歯学部附属病院歯周診療科）

荻野靖人（日本歯科大学歯学部附属病院口腔外科診療科）

笠原倫明（東京都江戸川区開業）

鴨井久一（日本歯科大学歯学部歯周病学講座）

鴨井久博（日本医科大学付属千葉北総病院歯科）

川邉研次（静岡県小笠郡開業）

熊澤康雄（日本歯科大学歯学部附属病院口腔外科診療科）

栗原英見（広島大学医学部・歯学部附属病院歯周診療科）

佐藤　聡（日本歯科大学歯学部歯周病学講座）

佐藤正紀（東京都新宿区開業）

篠木　毅（埼玉県川口市開業）

竹本俊伸（広島大学歯学部附属歯科衛生士学校）

玉置秀司（東京都調布市開業）

永井茂之（東京都品川区開業）

中島京樹（茨城県東茨城郡開業）

濤岡暁子（岩手医科大学歯学部口腔解剖学第一講座）

難波勝文（神奈川県厚木市開業）

野坂久美子（岩手医科大学歯学部口腔解剖学第一講座）

野坂洋一郎（岩手医科大学歯学部口腔解剖学第一講座）

細見洋泰（東京都杉並区開業）

山下裕利（日本歯科大学歯学部附属病院口腔外科診療科）

吉野　宏（広島大学医学部・歯学部附属病院歯周診療科）

序　文

　歯科用レーザーを大別すると組織内部透過型レーザーと組織表面吸収型レーザーとに分類される．前者の代表的なものとして，Nd:YAGレーザー，半導体レーザー，He-Neレーザーがあり，後者では炭酸ガスレーザー，Er:YAGレーザーなどが挙げられている．組織内部透過型レーザーは高出力では組織の凝固・蒸散などに，低出力では疼痛軽減，創傷の治癒促進などに応用されている．一方，組織表面吸収型レーザーは組織の蒸散・切開に主として用いられている．

　Nd:YAGレーザーは赤外線レーザーの吸収体として，ヘモグロビン，タンパク質，メラニンによく吸収され，水分では吸収が少ないため，組織破壊を抑制する治療に応用されている．また，本器械の特徴として導光に非常に径の小さい石英ファイバーが用いられており，石英表面の樹脂加工を均一に行うことでフレキシブルな折れにくいファイバーが使用されている点である．ファイバーを用いるレーザーは，ファイバー端面で最大エネルギーを発進し，照射部位へのコンタクト法で効率性を高めている．

　Nd:YAGレーザーが本書でみられるように歯内療法，歯周治療，口腔外科，補綴修復領域，歯科矯正領域など広い範囲で応用されているのは，ファイバーによるコンタクト法で観血処置が狭く見えにくい部位での治療にその効果を発揮しているからである．歯科領域でのレーザーの使用は，エビデンスより臨床上の使用効果が先導した経験則が主体であったが，口腔領域全体としてのレーザーの使用書，ガイドラインなどの指針が今日要望されている．その意味で，本書は，前半は基礎データを取り入れ，Nd:YAGの背景を展望し，後半は臨床例によるエビデンスの蓄積を記述している．

　Nd:YAGレーザーを使用する際のマニュアルとして，また臨床例から日常患者さんへの対応のヒントになれば幸いと思っている．是非，本書の活用を願うものである．

２００３年　盛夏　鴨井　久一

CONTENTS

序文／*iii*

Basic Approach

総論

2 Nd:YAGレーザーの特徴とその使用法

鴨井久一

歯内療法

7 歯内療法への使用に際しての考え方とその背景

畠　千景／竹本俊伸／吉野　宏／栗原英見

歯周治療

12 歯科用Nd:YAGレーザーの歯周治療への臨床応用

佐藤　聡／鴨井久博

小児・保存治療

18 小児への歯科用Nd:YAGレーザーの応用－う蝕予防に対する基礎と臨床－

野坂洋一郎／野坂久美子／濤岡暁子

口腔外科治療

23 歯科用Nd:YAGレーザーの口腔外科への応用と考え方

熊澤康雄／荻野靖人／山下裕利

Clinical Approach

歯周治療

32 歯肉メラニン色素沈着症に対するアプローチ
永井茂之

39 歯周ポケット内照射
篠木 毅

43 歯周治療への応用と成果について
佐藤正紀

48 歯周治療の中での臨床応用
－レーザーによるTiO₂のアブレーション法－
玉置秀司

う蝕治療

58 初期う蝕への応用
難波勝文

71 矯正処置時の疾病緩和とう蝕処置への対応
川邉研次

歯内療法

78 歯科用Nd:YAGレーザーの根管処置への応用
笠原倫明

補綴治療

85 歯科用Nd:YAGレーザーの補綴処置への臨床応用
細見洋泰

口腔外科治療

91 歯科用Nd:YAGレーザーの口腔外科的疾患および口腔外科小手術への応用と実際
中島京樹

INDEX／99

Basic Approach

Basic Approach：総論

Nd:YAGレーザーの特徴とその使用法

日本歯科大学歯学部歯周病学講座
鴨井久一

はじめに

　Laserという用語はLight Amplificution by Stimulated Emission of Radiationの頭文字を合成した名称で，「放射の誘導放出による光の増幅」と定義付けられている．レーザーの歴史をみると，1916年にアインシュタインが光量子仮説を発表し，電子を誘導して特定の光を放出させることが可能であることを報告している．1960年にT. Maimanが活性物質として人工ルビーを用い，ルビーレーザーの発振に成功したが，出力を安定させるには到らなかった．しかし，現在では，固体レーザーのひとつとして皮膚科領域や整形外科領域で，しみ，あざ取りなどに用いられている．さらに，1961年にSnitzenが活性物質としてネオジウムに注目して，ガラス結晶をレーザー媒質としたが高出力エネルギーを安定に発振することはできなかった．

　1965年にGeusicらによってNd:YAG（Neodymium：Yttrium, Aluminum, Garnet）は，アークランプを励起装置に用い，高速パルスの発振も可能となり，実用化に向けて活用されてきた．現在は，いろいろなタイプのレーザーが医療用に用いられており，どの機種を用いたら効果的に医療を進めることができるのか，選定に迷われる術者も多いと思われる．本編はNd:YAGレーザーに焦点を当て，適宜，他の機種と比較しながら，その使用法や臨床応用に用いる際の参考にして頂ければ幸いである．

Nd:YAGレーザーの特徴とその使用法

1）レーザーとは何か

　放射の誘導放出による光の増幅と定義したが，1900年代に電磁波の発振が可能となり，1954年マイクロウェーブと呼ばれる指向性の優れた1.25cmの電磁波の連続発振に成功した．これをC.H. Townsがメーザー（MASER：Micro Wave Amplification by Stimulated Emission of Radiation）と呼び，後にレーザーの発振に大きな役割を果たしている．1960年に1mmより短い赤外線，可視光線，紫外線に到る光の領域（波長10mm〜1mm）で発振した電磁波をレーザーと呼称するようになった（図1）．

　ちなみにNd:YAGレーザーの波長は1064nm，CO_2レーザーの波長は10600nmである．

2）Nd:YAGレーザーの物質吸収性

　赤外線領域で発振したレーザー光が物質を吸収する場合，口腔領域では水，ヘモグロビン，タンパク質，メラニン，アパタイトなどさまざまな組織を吸

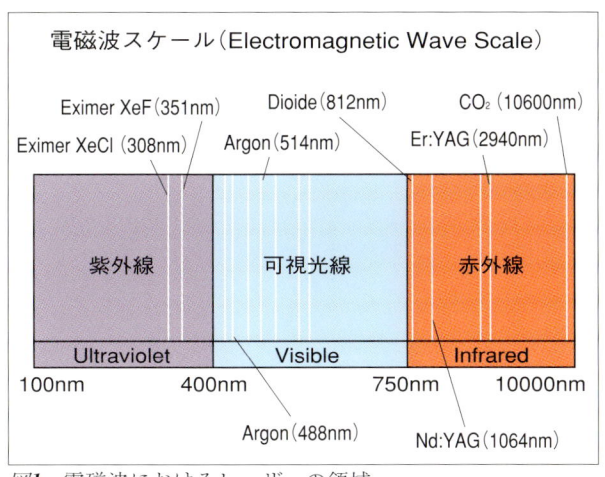

図1 電磁波におけるレーザーの領域.

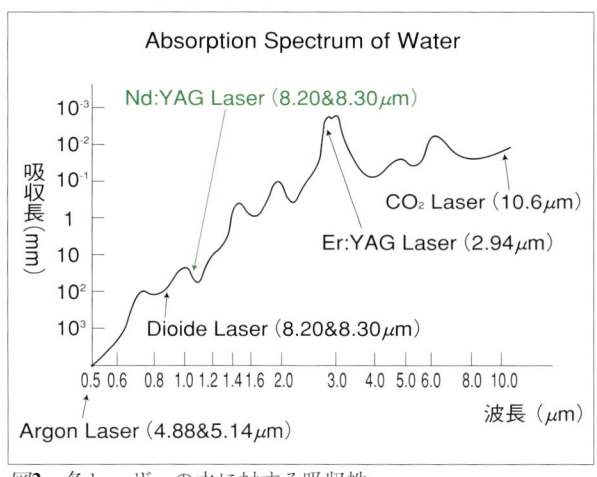

図2 各レーザーの水に対する吸収性.

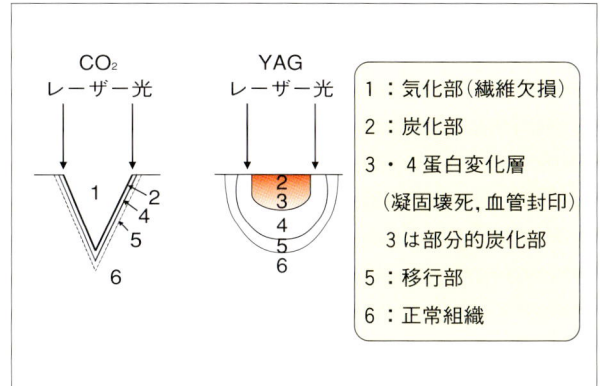

図3 CO₂，Nd:YAGレーザー照射による組織変化の比較.

収するが，Nd:YAGレーザーはヘモグロビン，タンパク質，メラニンによく吸収され，水分の吸収性は少ない（図2）．したがって，湿潤・浸潤下領域では少量のエネルギーでその効果が期待できる．歯周ポケットや歯周膿瘍などを焼灼や蒸散を効率よく行えるが，深達性が高いため止血効果はあるが，内部吸収性を考慮に入れる必要がある（図3）．

人体組織は水分が80％だといわれ，その水分含有量が多い場合は，水分によく吸収されるEr:YAGレーザーやCO₂レーザーが表層組織の蒸散に応用されている．しかしNd:YAGレーザーは，血液中のヘモグロビンの吸収を応用して，組織破壊を抑制した治療に用いられている．組織破壊は少ないが発振装置の中で高密度にポンピングされた光が生体に適用されるため，高エネルギーによる深部温度の上昇が考えられる．またスーパーパルスの発振が可能とな

り，peak powerが高い短時間内にレーザーのエネルギーを生体に吸収させることができ，生体内での切開を容易に行うことができる．スーパーパルスの発振を極力絞ることで，1パルス当たりの照射時間を100万分の90秒にし，熱の発生量を極力抑制する方式を開発した．レーザーの照射時間の長短は生体の温度上昇と密接な関係があり，連続波で照射すると熱発生量も多くなる．反面，時間を短く抑制すれば温度上昇は防止できるが，必要エネルギーを得ることはできないので，装置内に電圧を高めて，瞬間的に密度の高い光を射出する方式を用いれば可能である．

3）Nd:YAGレーザーの歯根膜由来細胞（PDL）の増殖活性の測定

光エネルギー（pulse energy），熱エネルギー（pulse rate），放出エネルギー（出力watt）と関連を

Basic Approach：総論

表1　Nd:YAGレーザーによるPDL細胞増殖活性．

1. PDL細胞（18歳女性小臼歯）を10cm dishに播種後，培養および継代
2. 96well plateに細胞を播種
   （3000 cells/well，10%FBS含有DMEM/F-12培地）

   実験1：細胞播種後，24時間毎に2回レーザー照射
   　→播種48時間後に細胞増殖活性を測定
   実験2：細胞播種後，24時間毎に3回レーザー照射
   　→播種72時間後に細胞増殖活性を測定
   ＊細胞増殖活性の測定はMTT改良法（WST-1）に従う

・レーザー照射条件
　PULSERATE（pps）：5，PULSE ENERGY（mJ）：180，200，250
　ワンショット照射

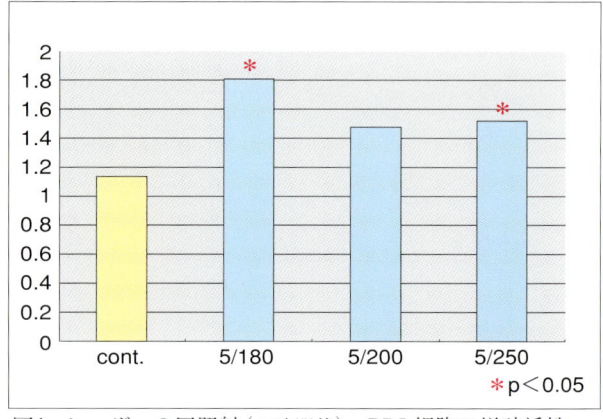

図4　レーザー2回照射（48時間後），PDL細胞の増殖活性．

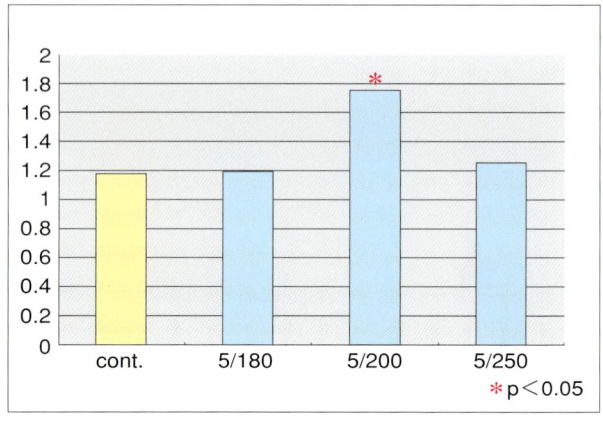

図5　レーザー3回照射（72時間後），PDL細胞の増殖活性．

調べるために，Nd:YAGレーザーを歯根膜由来細胞に照射し，細胞増殖活性をレーザー照射面から検討を加えた．通法に従い，矯正歯科で健康歯の抜歯に伴う歯根膜由来細胞を摘出後，フラスコ内に播種し，継代培養を行い，表1のタイムスケジュールに従い実験を行った．照射装置はExp003spモード，連続モードでのパルスエネルギーの調整および補正を行った．その結果を図に示すと図4, 5のごとくである．Nd:YAGレーザーを2日間（1日1回，2回照射）の照射後の細胞活性をみると，pulse rateを5 ppsに固定し，180mJで0.9Wのエネルギーが対照群に比べ細胞活性が一番高く見られた．ついで250mJ，1.3W，300mJ，1.5Wの値を示していた．さらにレーザー照射を3日間（1日1回，秒3回照射）行うと200mJ，1.0Wのエネルギーが対照群に比べて有意に増殖していた．

この結果から，熱エネルギーを最小限（5 pulse rate）で抑え，180mJのエネルギーを与えるには0.9Wで180秒照射するより1.8Wで0.9秒照射するほうが効率性がよいといえよう．実際に治療する場合，パルスレーザーを用い，短い照射時間で高いpeak powerを与えるほど熱を側方面へ散逸させている．レーザーを組織へ照射するとレーザーエネルギーの伝達により，切開，蒸散，凝固（止血）が生じる．これはレーザーの継続により蒸散の組織量やタンパク変成により凝固（止血）が決定されてくる．

4）コンタクトおよび非コンタクトプローブ

レーザーを口腔内に照射する導光方式は，マニピュレーター（ミラー反射による間接導光型），ホローウェーブ（中空シリンダ型），ファイバー型の3種類に分けられる．Nd:YAGレーザーの導光は非常に径の小さい（320μm）石英ファイバーが用いられている．このファイバーは石英表面の樹脂加工を均一に行うことで，柔軟性のある折れにくいファイバー

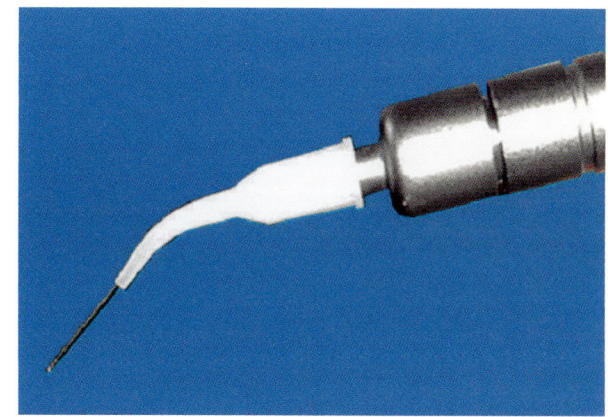

図6 コンタクトプローブとファイバー導光方式.

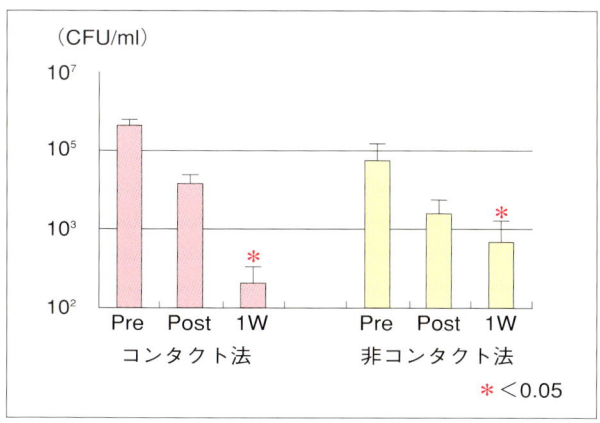

図7 嫌気培養による黒色色素産生菌の変化.

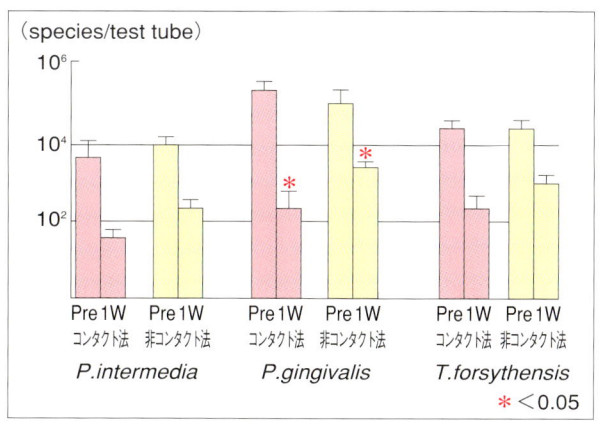

図8 PCR法による各細菌数の変化.

が使用されている．また，先端もペン型でハンドピース様の感覚で触知しながら使用できる利点もある（図6）．これは口腔内で視野の狭い領域での使用が可能となり，歯周治療時の歯周ポケット処置，歯内療法時の根管治療などの蒸散，凝固などに効果がみられた．この多目的プローブの先端が照射部位に直接，接触することで，非接触部位の照射部位に比べて，はるかに効率の高い治療効果をもたらしている．

ファイバーの使用により，レーザーはファイバー内を反射しながら進み，端面から拡散して出射するので，設定したエネルギーはファイバーの端面で最大のエネルギーを発振する．光の特性上，距離が離れるとエネルギーが小さくなるので，照射部位への作用は基本的にコンタクト状態が最適とされている．ファイバー導光でコンタクトを行っていると，使用頻度が多くなるとファイバーの先端が劣化してくる

ために効率が落ちるので，ファイバートリーマーなどでクリービングを行い，常に同一条件での蒸散，凝固ができるよう心掛けることが大切である．

歯周ポケット内の細菌検査をコンタクト法および非コンタクト法で行った．結果の一部を示すと図7,8のごとくである．この研究は中等度歯周炎（4～7mm歯周ポケット）患者のポケットを術前，術後，1週間の経過をコンタクト法および非コンタクト法で（pulse rate 20pps. pulse energy 100mJ，出力2.0W）の条件で各々照射し細菌の採取を行い，嫌気的培養法およびPCR法で測定した．いずれの場合も細菌数の減少割合はコンタクト法で減少傾向がみられた．Nd:YAGレーザーは着色に反応することから，黒色産生菌はエネルギーを吸収し，選択的に殺菌されるという考え方も立証された．

まとめ

　Nd:YAGレーザーの特性を中心に述べた．その結果，組織表面での水分の吸収は少ないが色素細胞や組織に選択的吸収がみられ，一般的には組織への深達性は強い傾向にある．確立したファイバーを有することで細部への処置が可能となる．細胞培養の増殖結果からみても熱エネルギーをできるだけ少なく抑制し，照射時間を短く，放出エネルギーを高くするほうが細胞・組織の侵襲を最小限に抑えることが可能である．とくに歯周組織における最小限の侵襲による効果として，組織の処置では，蒸散により照射部の炭化，熱変成が少なく，術後の創傷，治癒が期待できる．殺菌効果としては，熱作用で直接細菌を蒸散させる．また，歯周ポケットの処置はポケット内の滅菌，キュレタージ効果に伴う根面のデブライドメントが期待できる．

　このようにNd:YAGレーザーはその使用方法を十分熟知して活用すれば21世紀の歯科治療のなかでMI（Minimum Intervention）を目指す医療として質の高い効率性のある医療を展開できるものと思われる．

参考文献

1．森岡俊夫，渥美和彦ほか7名；レーザー歯学．240-242，1986.
2．深谷昌彦，各務和宏：Nd:YAGレーザーの口腔領域への応用(1)．歯科展望，73(4)，853-52，1989.
3．永井茂之：Nd:YAGレーザー．デンタルエコー127，2-25，2002.

歯内療法への使用に際しての考え方とその背景

広島大学医学部・歯学部附属病院歯周診療科[1]
広島大学歯学部附属歯科衛生士学校[2]

畑　千景[1]／竹本俊伸[2]／吉野　宏[1]／栗原英見[1]

はじめに

　歯内療法におけるレーザー照射の目的は歯髄炎，根尖性歯周炎ともに根管内から原因となる異物（細菌や細菌構成成分）を除去し，宿主の免疫応答を消退させることである．

　日常の臨床では根管内からの細菌除去は器具による機械的清掃，根管洗浄液による化学的清掃および抗菌薬などの薬剤を適用することで行われている．しかし，これらの方法では根管の解剖学的形態の複雑性による根管内の異物除去が困難な場合がある．また，残存異物に伴う根尖周囲への為害性などによって，治療に長期間を要する場合もある．また，根管の拡大，形成と化学的清掃を徹底して行っても細菌を排除できない症例に対して，抗菌薬の局所投与が有効であるが，副作用や耐性菌などの問題がある．

　一方レーザーを用いる場合は，周囲組織にダメージを与えなければ，有効な手段と成り得る．歯内療法の新たな治療法のひとつとして，また従来の歯内療法の補助的手段としてのNd:YAGレーザー照射の有用性について検討することは有意義である．

　歯内療法にNd:YAGレーザーを応用する目的は，歯周組織および根管内壁に傷害を与えることなく，従来の方法よりも確実かつ簡便に根管内の無菌化をはかることである．

　レーザー照射の根管内への作用として3点あげることができる．
1．根管内壁に対する作用（スメアー層の除去）
2．根管内細菌に対する作用（殺菌）
3．歯周組織に対する作用（細胞障害・細胞活性化）

　また，レーザー照射の作用メカニズムとして，光熱効果，光音響効果，光増感効果の3つがあげられる．このうち根管内細菌に対する殺菌作用を有するのは主に光熱効果によるものと考えられる．

　根管内にNd:YAGレーザー照射を行う際にはさまざまな問題点があげられてきた．そのひとつは，照射方法である．レーザーはその特性として直進性を有するために，根管内全周に照射することは極めて困難といわれていた．近年，ファイバーの先端を加工することによって，先端からのレーザー光を前方および側方へ照射することが可能なシステムが開発された．

　これにより，根管内全周へのレーザー照射が可能になると考えられる．また，複雑な解剖学的形態を有する根管への効果も一層期待されるようになってきた．

Basic Approach：歯内療法

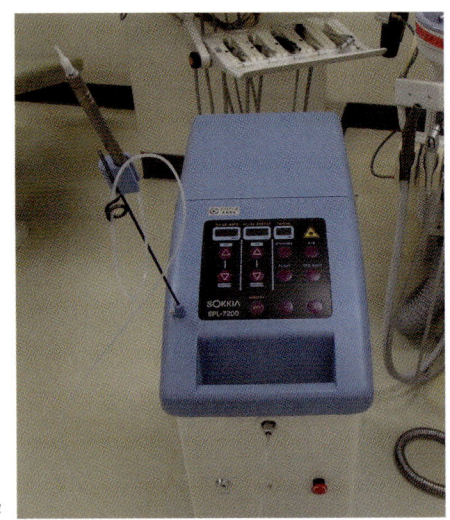
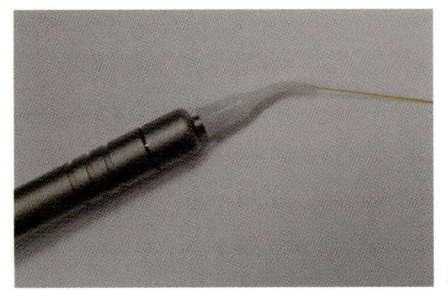

図1a, b　ネオキュア7200（ソキア社）．Nd:YAGレーザー．波長：1064nm．パルスエネルギー：20〜200mJ．パルス幅：90μs．可変パルスレート：10〜100pps．ファイバー：直径320μm．

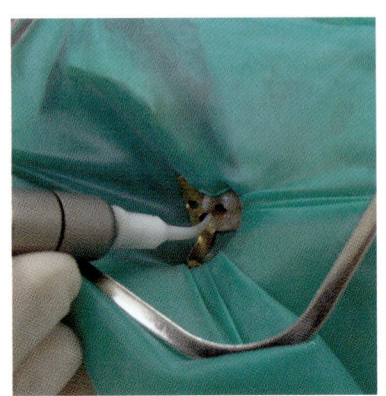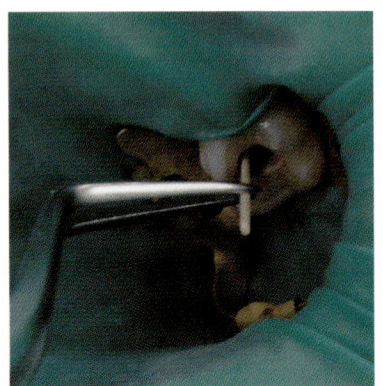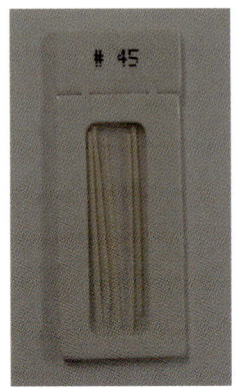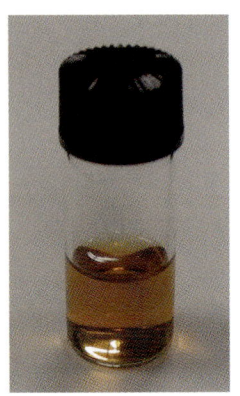

図2a〜d　評価方法．患菌にラバーダム防湿．2重仮封除去後，レーザー照射前後に滅菌ペーパーポイントを挿入し，根管内細菌を採取．　　a|b|c|d

　次にあげられる問題点は照射条件（総出力，パルスエネルギー）である．レーザーの過度な照射によって発生する熱や高温は，根管壁や歯周組織へ傷害を与える可能性がある．歯周組織および根管内壁に傷害を与えず，かつ殺菌効果のある最低レベルのエネルギー総出力を検討する必要がある．

　我々は，根管内細菌に対するNd:YAGレーザーの殺菌効果について明らかにするため根管内細菌嫌気培養検査を行い細菌の量的変化について検討した．広島大学医学部・歯学部附属病院歯周診療科において感染根管治療を受け，検査に同意の得られた患者を被験者とした．被検菌は単根管で根管拡大が終了しており，ラバーダム防湿が可能で二重仮封している歯とした．レーザー装置はNd:YAGレーザー（Neocure 7200：ソキア社）を使用した（図1）．ラバーダム防湿後，仮封除去し，レーザー照射の前後に滅菌ペーパーポイントを挿入し根管内細菌の採取を行った（図2）．レーザー照射は作業長より1mmアンダーの位置で10pps，100mJ，1W，1secの条件で行った（図3）．採取後，Brucella血液寒天培地に塗沫後37℃，7日間嫌気培養後，Colony Forming Unitsを測定し，比較検討した（図4）．細菌培養結果の一例を図5, 6に示した．結果は表に示すとおりである（表1, 2, 図7）．すべての症例で細菌数の減少が認められた．また，一定の細菌量までなら，1回のレーザー照射でほぼ無菌化できる．今後の課題として照射方法の検討（照射位置，照射角度，照射レベル，先端加工），根管拡大が不可能あるいは困難な症例に対する検討（象牙質深達性），殺菌効果の細菌特異性の検討（黒色色素産生性細菌）（図8〜10）などが必要となってくるであろう．

歯内療法への使用に際しての考え方とその背景

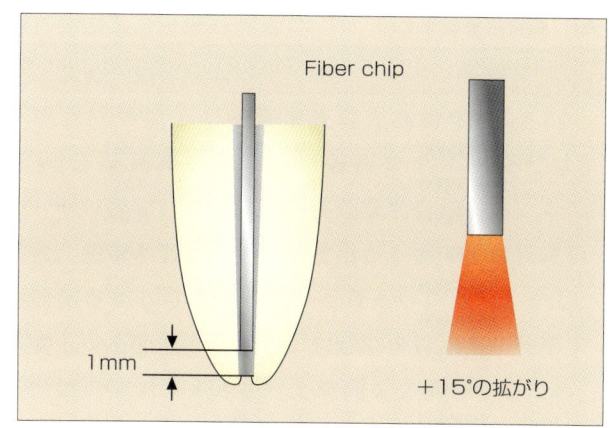

図3 照射方法．作業長から1mmアンダーの位置で照射．10pps，100mJ，1W，1sec．

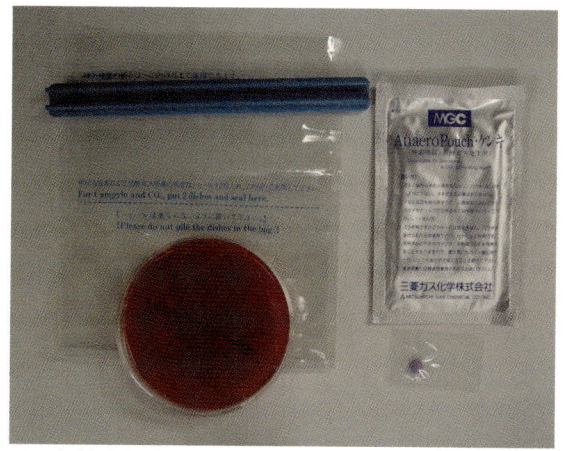
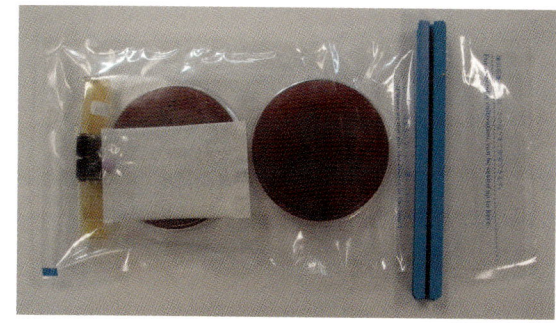

a｜b

図4a, b 根管内細菌培養検査．嫌気培養セット．Brucella血液寒天培地．嫌気パック．嫌気指示薬．37℃，7日間嫌気培養後CFUを測定．

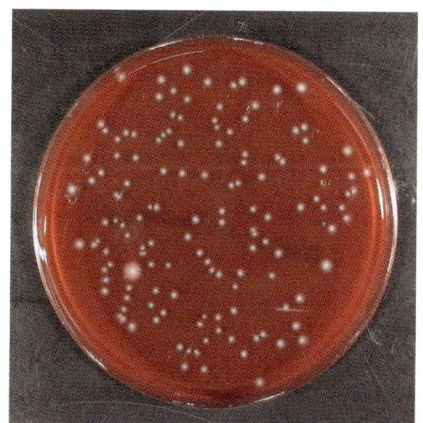
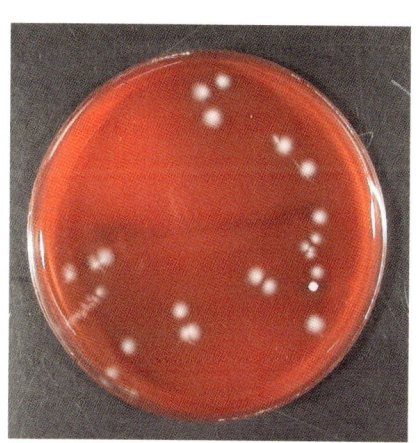

図5 根管内細菌培養結果．照射前．　　　　図6 同照射後．

9

Basic Approach：歯周治療

歯科用Nd:YAGレーザーの歯周治療への臨床応用

日本歯科大学歯学部歯周病学講座[1]　日本医科大学付属千葉北総病院歯科[2]
佐藤　聡[1]／**鴨井久博**[2]

はじめに

　歯周病に対する各種レーザーを用いた治療への可能性については，これまで外科処置における切開，歯肉縁上および縁下歯石の除去，殺菌ないし抗菌作用によるプラーク形成の抑制，エンドトキシンの破壊および根面処理などの使用が試みられ，臨床において良好な結果が数多く報告されている．このような歯周領域におけるレーザー治療では，使用するレーザー光の波長，放出モード，出力，照射時間などを考慮することが重要となる．さらに使用に際しては，レーザーの持つ特徴を理解したうえで，疾患の特異的な原因の除去や予防，さらに使用部位，範囲，さらに方法に関して，使用するレーザーの持つ利点と欠点とを理解することにより治療効果を高めることが可能となる．ここでは，歯周領域でのNd:YAGレーザーの基礎的，臨床的データを検証しながら応用範囲の可能性と，その臨床での応用例とについて考えてみたい．

Nd:YAGレーザーの特徴

　Nd:YAGレーザーは，レーザー光の波長が1064nmの近赤外光を発し，軟組織・硬組織に対して出力に応じた効果をもたらす．レーザーの出力モードは通常，連続波とパルス波の切り替えが可能で処置の内容に応じ選択する．すなわち一般的に連続波は熱の発生が多く，組織の深部にまで熱凝固層が形成される．一方，パルス波は励起エネルギーが断続的に与えられるため，組織への熱凝固層の形成は，比較的浅層に限局するといった使用法による特徴がみられる．これは，Nd:YAGの使用に際して考慮しておかなければならない組織深達性，色素選択性に関与している．

　Nd:YAGレーザーは，組織表層でのエネルギーの吸収が少なく，水に対しても吸収性が低い．そのためエネルギーが組織深部にまで到達する．このため連続波での使用に際しては，タンパク変性層が厚くなり，3～4mmに達する場合もある．このような連続波の使用に際しては，おもに凝固・止血を目的とした使用には適しているといえる．また，パルス波での使用では，連続波と比較して，同じ総照射エネルギー量で，周囲組織への熱的変性範囲が減少できる．

　さらにNd:YAGレーザーの色素選択性では，白色に反射し，黒色色素に吸収される性質を有している．口腔内の処置においても光吸収性色素を応用するこ

とにより，表層部に選択的にレーザーのエネルギーを吸収させ，浸透量を最小限に抑制させることが可能となる．

このようなNd:YAGレーザーの歯周治療への応用としては，歯周炎の炎症層へのアプローチ，ならびに汚染歯根面への応用，さらに歯周外科処置に対する応用といった治療法が考えられる．

歯周治療への臨床応用

歯周治療への臨床応用では，歯肉・歯槽粘膜の表層からのアプローチとして，歯肉の切開を目的としたレーザーメスとしての使用，また，歯肉整形，メラニン色素の除去など審美的な形態などの改善を目的とした蒸散としての使用があげられる．一方，歯周病の改善を目的とした歯周ポケット内掻爬，汚染歯根面に対する処置などの歯周ポケット内からのアプローチには，石英ファイバーを用いたレーザーの導光が有効となる．

しかし，口腔内とくに歯周組織では，歯肉表層と骨までが近接していることが多く，このため歯周外科処置などの歯肉表層からのアプローチのみならず，歯周ポケット内からのレーザーの応用に際しても，組織深達性による周囲組織への熱的影響も考慮する必要がある．使用に際しては，レーザーの出力モードをパルス波にて使用することが安全と考えられる．

Nd:YAGレーザーのメスとしての応用では，熱によるタンパク変性層の形成により組織の凝固能，止血能に優れている．一方，出力モードを連続波で使用した場合，組織の変性層が広範囲に及び，骨組織への影響，切開創の遅延をきたす恐れがある．また，出力モードをパルス波で使用した場合，組織の変性層は最小限に抑えられるが，切開面が不整になることがある．

歯肉整形およびメラニン色素の除去などの組織蒸散においても最小限の熱変性層を考慮した出力モードのパルス波，もしくは光吸収性の染料の併用が望まれる．

歯周ポケットを対象とした処置では，これまで歯石の除去，殺菌ないし抗菌作用によるプラーク形成の抑制，エンドトキシンの破壊および根面処理などの報告がみられる．これらの処置において考慮しなければならない問題としては，照射により発生する熱による歯周組織への影響，歯根面に対する物理的な影響などが挙げられる．注意点としては，出力モードはパルス波で3W以下の出力で処置を行い，レーザーの導光は歯根面に対して45°以下の鋭角，もしくは平行に近い関係でポケット底より浅い位置で照射を行うのが望ましいと考えられる．

従来の治療法と比較してレーザーの効果を上げるには

〈プラークコントロール＋超音波スケーラー＋Nd:YAGレーザーの使用〉

歯周治療では，局所の細菌性プラークを除去（コントロール）するとともに，プラークが停滞し難い環境に改善することにある．歯周治療へのNd:YAGレーザーの使用は，局所因子の除去，細菌層の改善，炎症層の除去，ならびに歯肉整形等，これまでの報告も含め応用範囲が広いといえよう．

一方，Nd:YAGレーザーでは，レーザーの導光に石英ファイバーを使用するため，歯周基本治療のような多数歯あるいは口腔内全体を対象とするような広範囲な炎症の改善には，効率の良い治療手段とは言いがたい．

われわれは，全身疾患の既往歴がなく，過去3か月以内に抗菌薬を投与されていない歯周炎患者の上下顎前歯および小臼歯部の単根歯に対して，Nd:YAGレーザー（ネオキュア7200®：ソキア社）(図1)を使用し，臨床的な歯周組織の改善，ならびに細菌学的評価について検討を行った．また，対照には，超音波スケーラー（Piezon® Master 400：EMS，スイス）(図2)，のなかでも歯肉縁下のポケット内のコントロールに適したPチップ(図3)を用い比較検討を行った．

レーザーの照射条件は，出力2W，20pps，100mJであり，Nd:YAGレーザー，超音波スケーラーとも1歯あたり各々30秒間の使用を行った(図4)．

Basic Approach：歯周治療

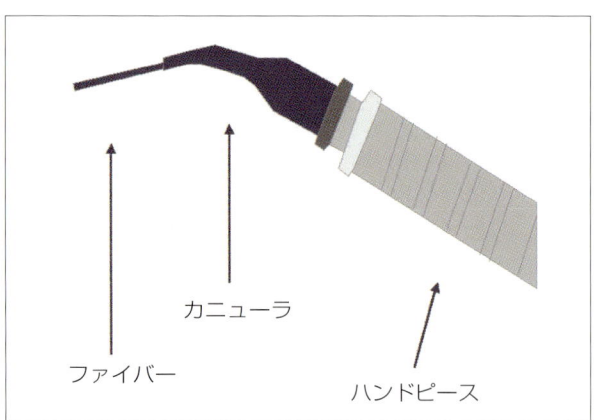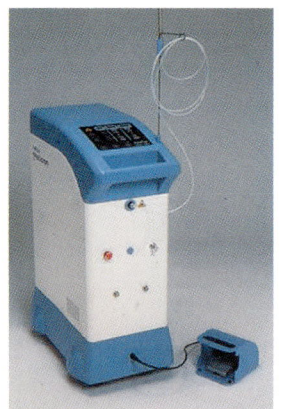

図1a, b　Nd:YAGレーザー（ネオキュア7200®）．Nd:YAGレーザーは，ファイバーによりレーザー光を最深部まで導くことができ，レーザー照射部以外のダメージを少なくすることができる．

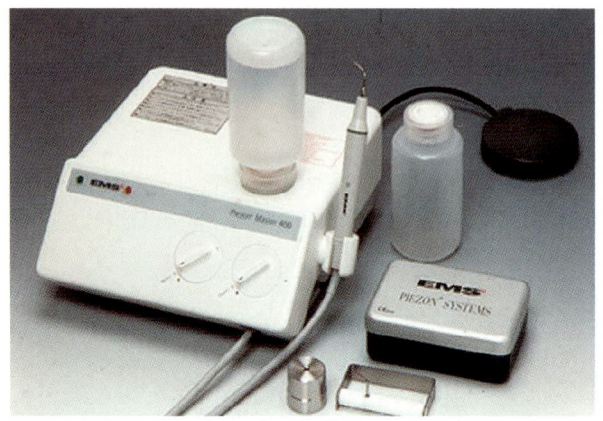

図2a　超音波スケーラー（Piezon® Master 400）．

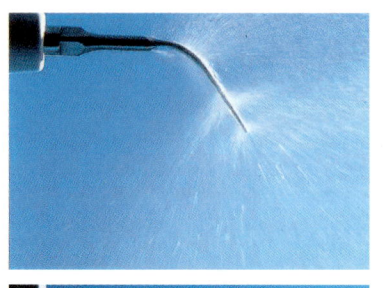

図2b　Cavitation.

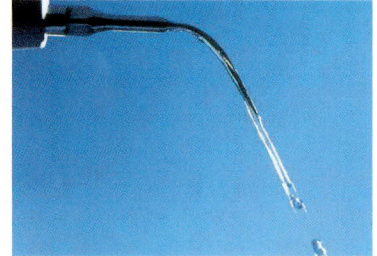

図2c　Irrigation.

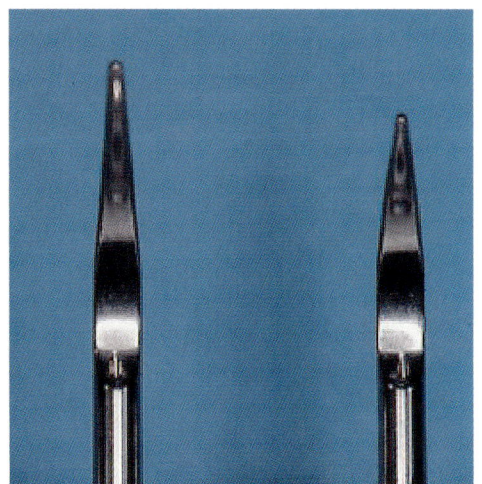

図3a　歯周ポケット内のコントロールに適したチップ．左：Pチップ；高いキャビテーション効果で歯周ポケット内に存在するバイオフィルムを破壊する．右：Aチップ；歯肉縁上のスケーリングに使用．

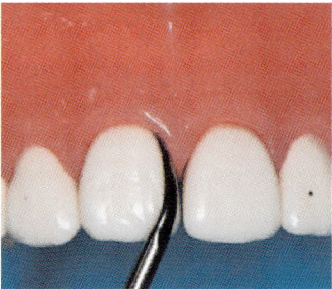
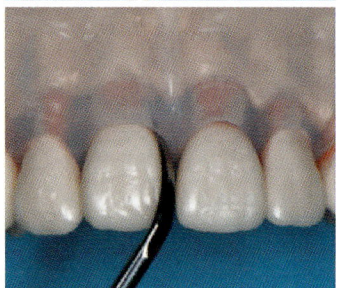

図3b, c　Pチップは頬，唇，舌側約3 mmのポケット挿入可能．

14

[症例1：歯周ポケットにNd:YAGレーザー，超音波スケーラーを応用（図4a〜f）]

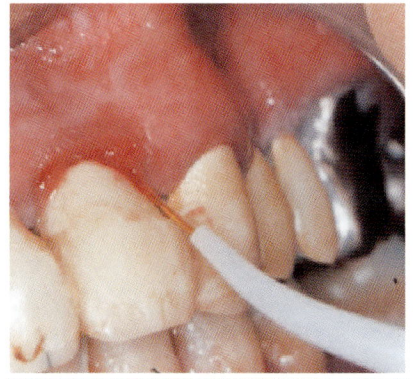
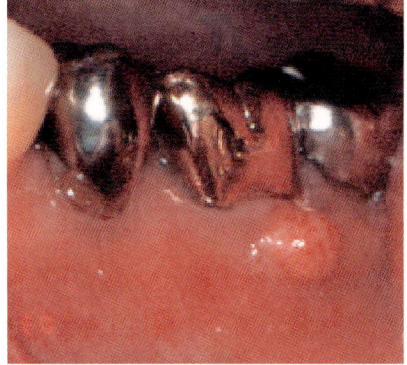
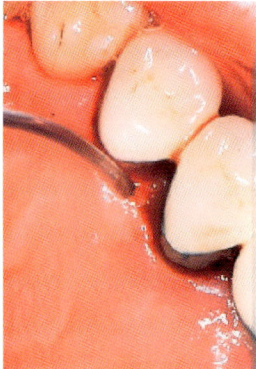
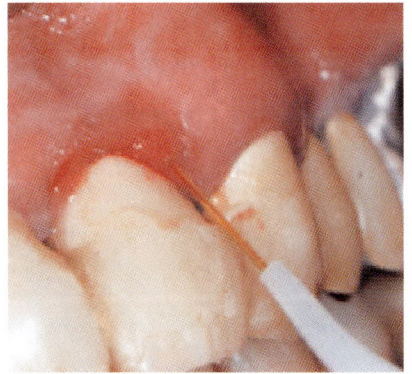
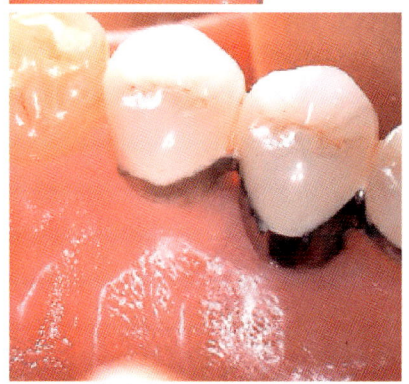

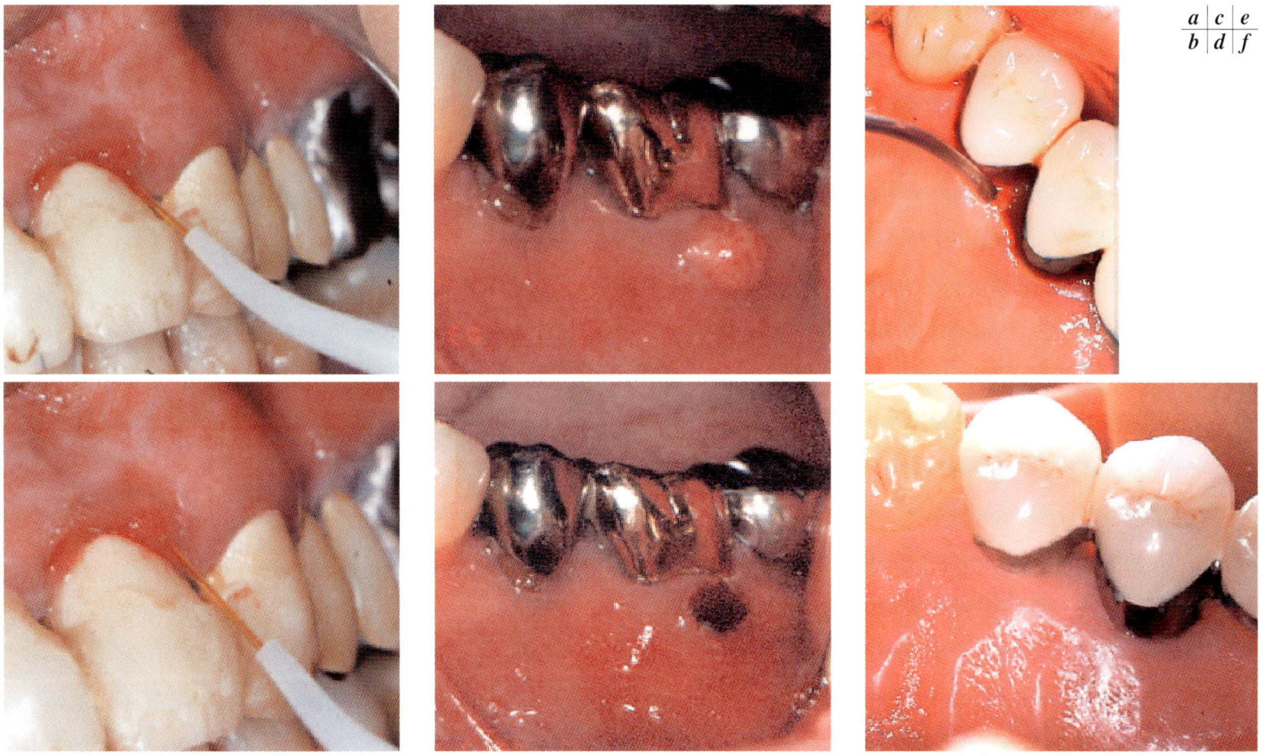

a	c	e
b	d	f

図4a, b　Nd:YAGレーザー：術中．

図4c, d　Nd:YAGレーザー：（上；術前，下；術後）．

図4e, f　超音波スケーラー：（上；術前，下；術後）．

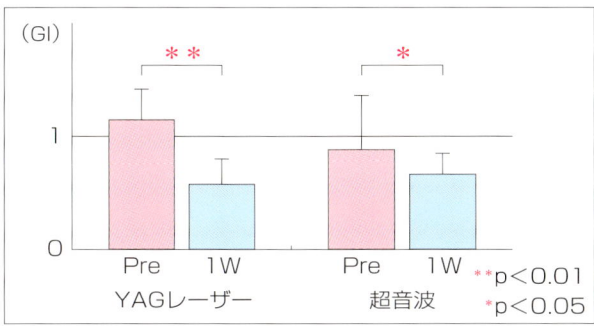

図5　Gingival Indexの経時的推移（術前と術後7日）．Nd:YAGレーザー群および超音波スケーラー群において明らかな経時的な減少がみられた．

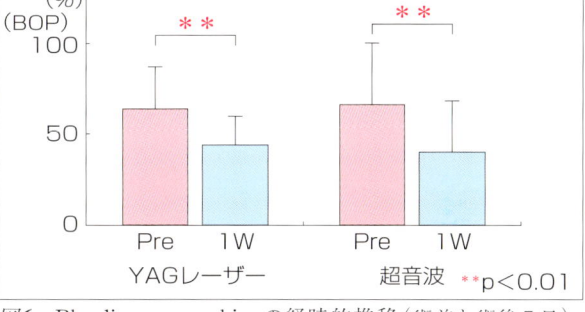

図6　Bleeding on probingの経時的推移（術前と術後7日）．Nd:YAGレーザー群および超音波スケーラー群において明らかな経時的な減少がみられ，統計学的有意差がみられた．

その結果，術前に比較してNd:YAGレーザー，または超音波スケーラー処置後7日における臨床症状では，歯肉炎指数（Gingival index；GI, Löe & Silness, 1963）（図5），プロービング時の出血（Bleeding on Probing；BOP）（図6），歯肉溝滲出液量（Gingival Crevicure Fluoid；GCF）（図7）にあきらかな改善がみられ，統計学的有意差が認められた．

細菌学的検索では，*Porphyromonas gingivalis*（*P.g.*）（図8），*Prevotella intermedia*（*P.i.*）（図9），

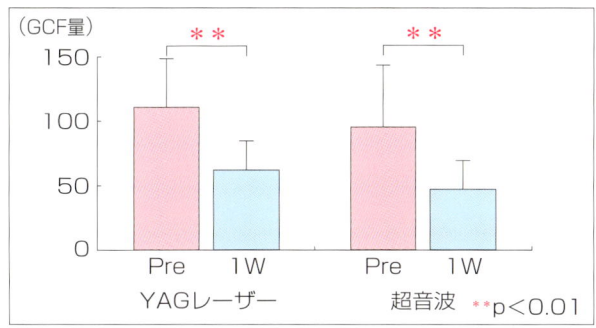

図7　歯肉溝滲出液量の経時的推移（術前と術後7日）．Nd:YAGレーザー群および超音波スケーラー群において明らかな経時的な減少がみられ，統計学的有意差がみられた．

Basic Approach：歯周治療

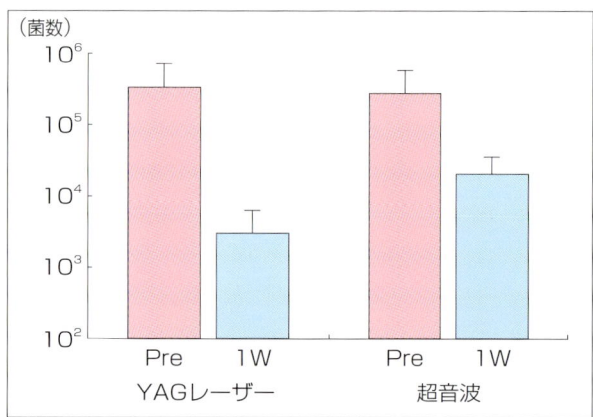

図8 Porphyromonas gingivalis (P.g.) の経時的推移(術前と術後7日).

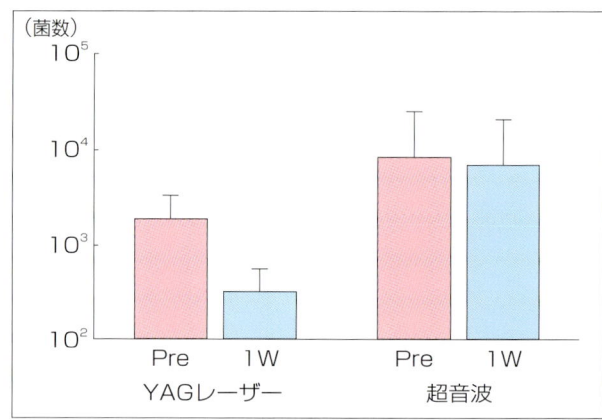

図9 Prevotella intermedia (P.i.) の経時的推移(術前と術後7日).

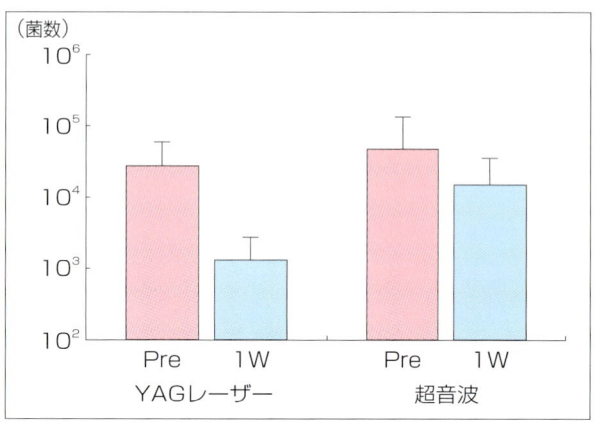

図10 Tanerella forsythensis (T.f.) の経時的推移(術前と術後7日).

Tanerella forsythensis (T.f.) (図10) がPCR法を用いた検索で確認され，Nd:YAGレーザーおよび超音波スケーラーともに術後において菌数の減少がみられたが，減少の割合は，超音波スケーラーに比較してNd:YAGレーザーで大きい傾向がみられた．

総嫌気性菌数および黒色色素産生菌数の測定においてもNd:YAGレーザーおよび超音波スケーラーともに術後において菌数の減少がみられた(図11, 12).

今回の歯周処置に対するNd:YAGレーザーの使用は，臨床的，細菌学的に改善がみられ，これまでの報告と一致した結果が得られた．臨床症状の改善は，おもにレーザーの熱効果による組織の蒸散によって炎症層の蛋白凝固および殺菌効果が得られたものと考えられる．また，歯周病原性細菌，細菌数の改善においても，高出力レーザーの照射により瞬時に高温となる熱効果による殺菌効果と考えられる．

一方，本研究で対照として検討を行った超音波スケーラーでは，臨床的な改善はNd:YAGレーザーを用いた場合と同様であったものの，細菌学的な改善はレーザーを用いた場合のほうが高い傾向がみられた．これらの結果を考慮し，初期の口腔内または歯周組織の炎症の改善を効率的に改善する場合，患者自身で行うプラークコントロールに加え，高い炎症改善効果のある歯肉縁下を対象とする超音波スケーラーの使用が効果的と考えられる．さらにNd:YAGレーザーの応用は，細菌学的な効果から，超音波スケーラーを使用した後に限局した難治性の部位，あるいは細菌学的特徴のみられる部位に対して高い改善が得られるものと考えられる．

今後，Nd:YAGレーザーと他の超音波スケーラー等の非外科的歯周処置との併用，および長期使用における評価について検討する必要がある．

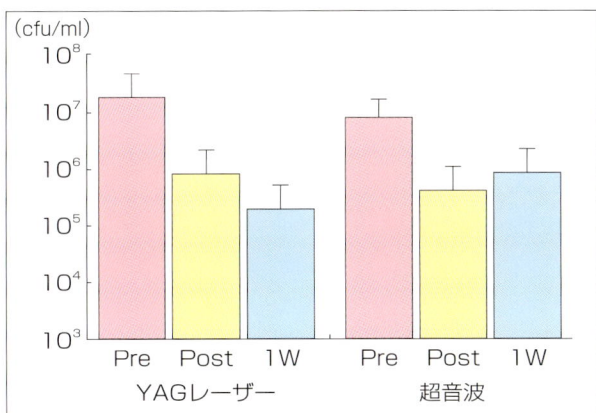

図11 歯周ポケット内総菌数の経時的変化（術前，術直後と術後7日）．

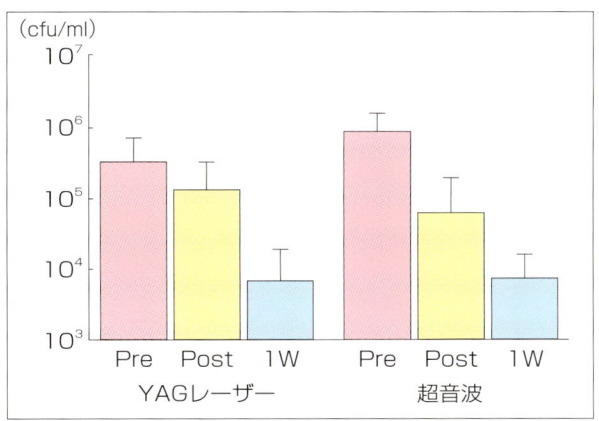

図12 黒色色素産生菌の経時的変化（術前，術直後と術後7日）．

参考文献

1. 伊藤公一ほか：スケーリングおよびルートプレーニング面に対するNd:YAGレーザー照射の効果－走査型電子顕微鏡観察－．日歯周誌，34(3)：673-680，1996．
2. 福田光男ほか：露出根面のエンドトキシンに対するNd:YAGレーザー照射の効果について．日歯保誌，37(2)：711-716，1994．
3. 増永　浩ほか：歯周ポケット搔爬術におけるNd:YAGレーザー治療の臨床的評価．日歯保誌，36(5)：1483-1490，1993．

Basic Approach：小児・保存治療

小児への歯科用Nd:YAGレーザーの応用
ーう蝕予防に対する基礎と臨床ー

岩手医科大学歯学部口腔解剖学第一講座
野坂洋一郎／野坂久美子／濤岡暁子

はじめに

小児へのレーザーの応用は，大きく3つに分けられる．1つは軟組織に対してであり，上唇あるいは舌小帯短縮症に対する形成術や粘液嚢胞などの摘出である．2つめは硬組織への応用であり，レーザー照射そのものが抗う蝕として歯質の改変，裂溝填塞前におけるレーザーエッチング，また，裂溝部の清掃法の1つとして応用されている．最近では，窩洞形成への応用が高く評価されてきている．一方で，小児のう蝕の特徴である目に見えない部位の隣接面や裂溝深部のう蝕がどこまで進行しているかの診断としても応用されてきた．

今回のテーマであるNd:YAGレーザーは，レーザーが歯科に応用され出した初期から，エナメル質を対象としたいわゆる予防面における研究が詳細になされてきたレーザーであり，cureからcareの時代に入った昨今，小児への応用としては，より一層の応用ならびに使用が期待されるものである．

ところで，最近，ほとんどの小児にシーラントが適用されている．シーラントは，本来，う蝕発生を予防するために行われるものであるが，ときには，シーラントが施された裂溝部で，シーラント下に深在性のう蝕を認めることがある．また，シーラントの保持率は，決して良好とはいえない．これらの原因に裂溝部のデブリス除去の困難さがあげられている．そこで今回は，シーラント前処置としてのNd:YAGレーザーの応用において，その有効性について述べる．

シーラント前処理へのNd:YAGレーザーの応用（その基礎実験から）

シーラント前処置の目的は，周囲歯質の余分な損失がなく，しかも，歯髄に何ら障害を与えずに，健全な状態を維持しながら，裂溝部内のデブリスを除去することである．

ところが，Nd:YAGレーザーは，組織深達性と色

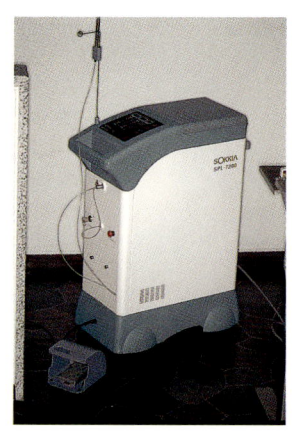

図1 使用したソキア社製 SPL7200 Nd:YAGレーザー．

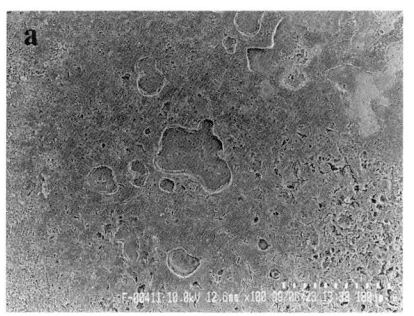 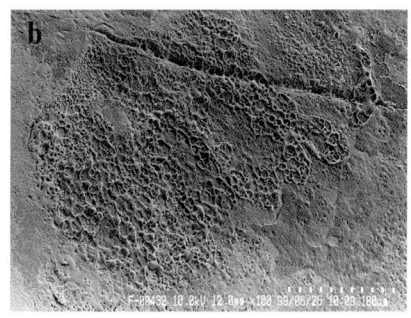 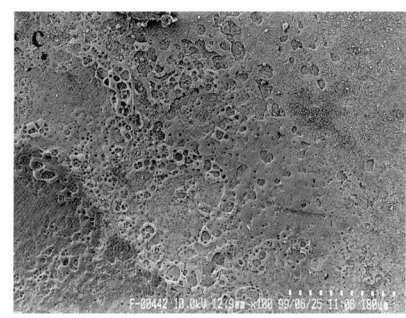

図2 非接触で墨使用. *a*：5秒間のレーザー使用で，エナメル質の剥離を認める. *b*：15秒間でエナメル質の溶岩構造が著明. *c*：30秒間でエナメル質表層の泡沫構造が広範囲に認める.

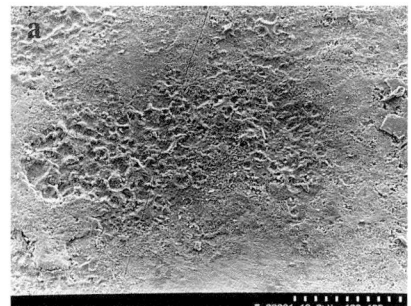 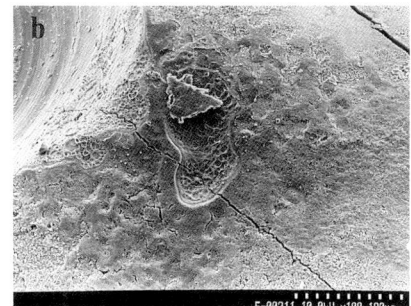 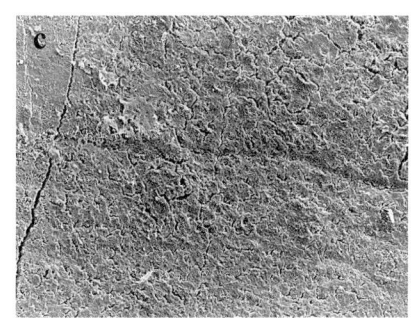

図3 非接触で墨非使用. *a*：エナメル質の一部にエナメル質表層での溶融を認める *b*：15秒間で溶融状態が拡大している. *c*：30秒間で泡沫構造が拡大している.

素選択性をもっており，これは欠点でもあり，長所でもある．裂溝部エナメル質の耐酸性や清掃を目的としてNd:YAGレーザーを使用するとき，深達性による歯髄への害を防ぐために，また，目的部位への選択的なエネルギーの収束を得るために，黒色色素やパルス波が適用されている．しかし，黒色色素を得るために用いられる墨は，使用後，裂溝部に残存しないかどうかに審美的に懸念がもたれる．

その一方で，白色である歯の表面では，ほとんど反射されてしまい，エネルギーの到達がないとされている．Nd:YAGレーザーの欠点を長所として生かせないか，すなわち，黒色色素の非使用とパルス波の利用，さらに，照射時間と回数を可及的に小さくし，しかも，非接触法を用いることで，温度上昇による歯髄への害を防ぐと同時に，歯の表面での過剰な炭化を防ぎ，デブリスのみが除去され，周囲歯質はむしろ健全な状態で維持されないかどうかを考えた．用いたレーザーは，ソキア社製SPL7200^{TM} Nd:YAGレーザー（*図1*）であり，照射条件は，20pps，100mJ，2Wで，ワンショットモード（1秒間レーザーを照射した後，3秒間休息）を用いた．

また，照射方法は，一定の場所にとどまらずに裂溝部を振幅しながら往復するような状態で行った．

その結果，コントロールとして行った墨使用群では，非接触，5秒間の照射で，すでに，エナメル質の剥離と溶岩状構造がみられ，15秒間照射になると，エナメル質表面は融解し，泡末状構造を呈し，ひび割れはより一層拡大していた（*図2*）．ところが，墨の非使用と非接触で照射すると，5秒間では，部分的に溶融構造を呈するも，その深さは浅く，全体的には変化を示さない部位がほとんどであり，15秒間の照射では，盛り上がった溶岩構造がより著しくなっていた．しかし，30秒間以上では，泡末状構造がより広い範囲に認められるようになっていた（*図3*）．そこで，裂溝部への照射時間は著明な泡沫状態の見られない時間照射として，20秒間（ワンショットモードをとりいれているため，実際の照射回数は5回，5秒である）を選択し，デブリスの除去状態と周囲歯質の状態を確認した．*図4*に示すように，裂溝部のデブリスは，水洗のみではほとんど除去されていな

Basic Approach：小児・保存治療

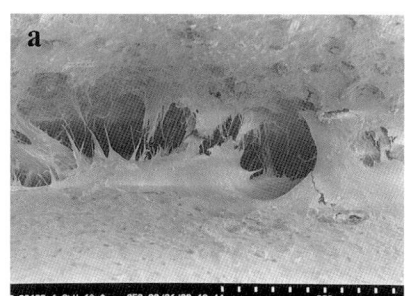
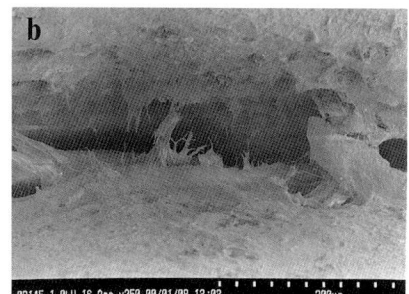
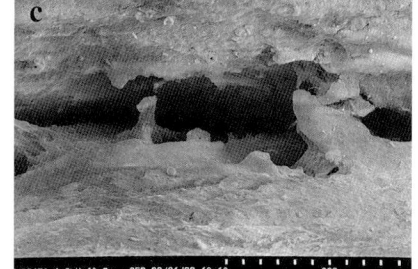
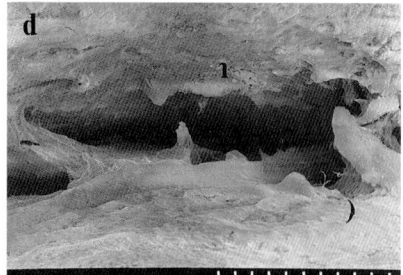

図4 幼若永久歯（上顎第一小臼歯）裂溝部におけるデブリスの清掃効果. **a**：水洗のみでは，デブリスは除去されていない. **b**：ブラシコーンでもまだ残存. **c**：レーザーの使用で，裂溝部のデブリスはきれいに除去されている. **d**：エッチングを施すと，裂溝部周囲に蜂巣像構造を認める.

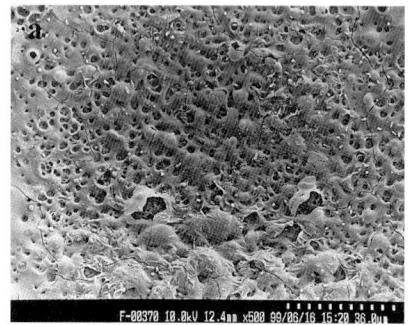
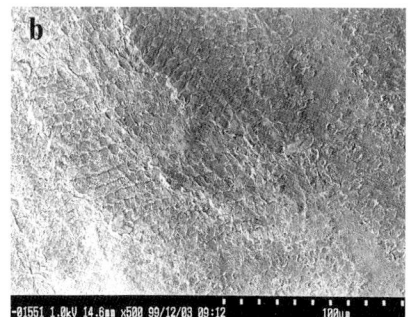
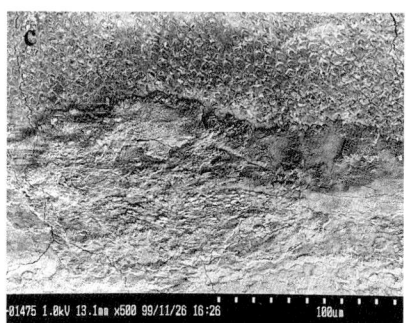

図5 裂溝周辺部のレーザーならびに酸エッチングのそれぞれの組織像. **a**：レーザーエッチングによる盛り上がったエナメル質と散在した多数の孔. **b**：酸エッチングによる整然とした蜂巣状構造. **c**：レーザーと酸エッチングの併用によるわずかな溶岩構造と周辺の蜂巣状構造を認める.

い．次に使用したブラシコーンでは，いくぶん除去はされているが，それでも多くのデブリスが残存していた．ところが，レーザーを用いると，ほとんどのデブリスは除去され，しかも，裂溝部周辺の歯質は余分に除去されず，むしろ，周囲歯質にはレーザーによって溶融された歯質が盛り上がった状態で存在していた．

このように，デブリスの除去として，レーザーは非常に有効と考える．しかし，我々がこれを，シーラント施行前のレーザーエッチングとして応用した臨床例では，症例の半数において，1か月以内に脱落が認められた．その理由は，おそらく，レーザーによる歯質の硬化があげられる．シーラントの保持には，エッチングされた歯質への機械的な陥入のみではなく，歯質との化学的な接合が必要であり，それには，エナメル小柱のみをエッチングし，小柱鞘を残存させたエッチング材の併用が必要であろう．実際に，裂溝部周辺部を，レーザーのみ，エッチングのみ，レーザーとエッチングの併用でそれぞれみてみると，レーザーとエッチングの併用では，裂溝周辺は，レーザーによって雲母状の歯質に変化しているが，さらにその周辺は，エッチングによってきれいな蜂巣状を示している（図5）．シーラントと歯質との関係をみても，非常に緊密な接着状態が見受けられる（図6）．

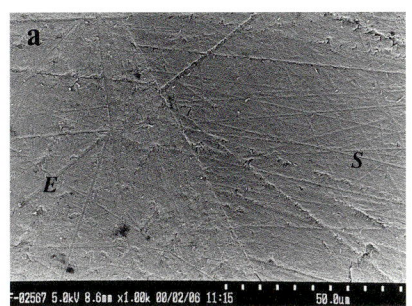 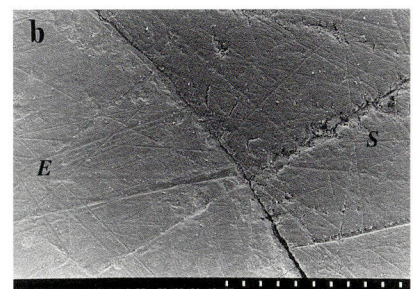 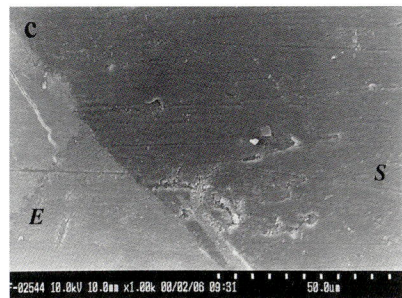

図6 シーラントと歯質との接着状態．*a*：ブラシコーンと酸エッチング．*b*：次亜塩素酸ナトリウムによる清掃と酸エッチング．*c*：レーザーによる清掃と酸エッチング．*c*が接着は最も良好．E：エナメル質．S：シーラント．

[症例1]

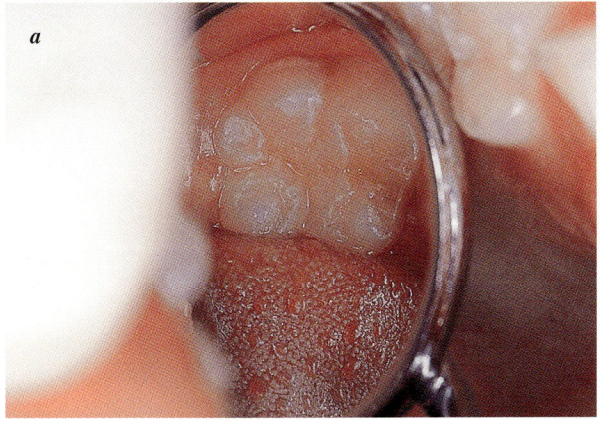 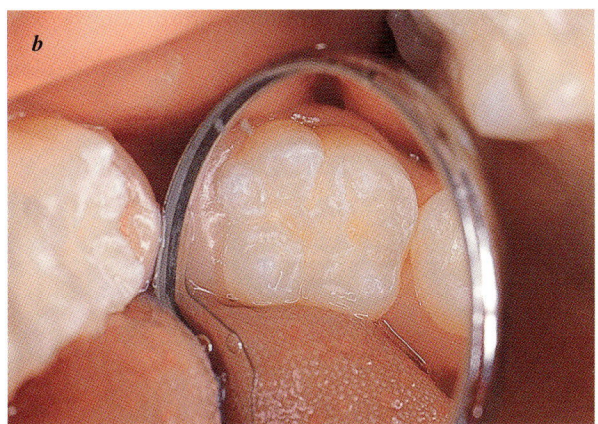
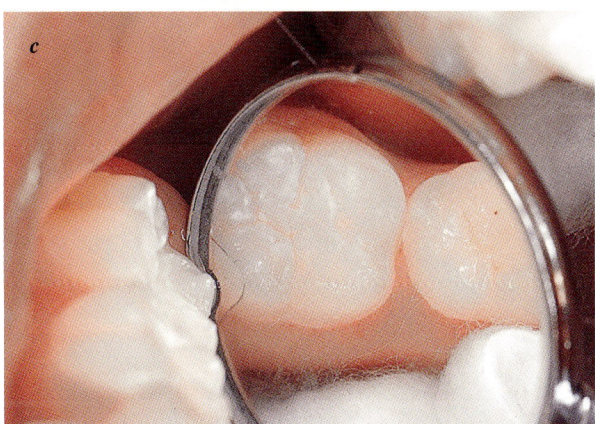 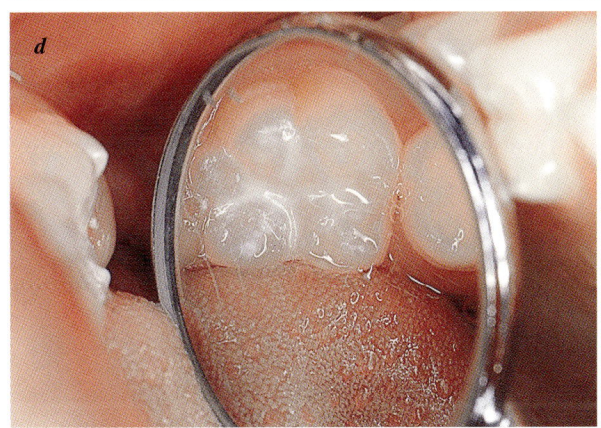

図7 レーザーによるデブリスの除去によるシーラント施行の過程．*a*：処置前．*b*：レーザー施行．*c*：酸エッチング．*d*：シーラント施行．

症例

図7は，レーザー照射直後とその後施したエッチングならびにシーラント填塞例である．また，図8は，上顎左右第一大臼歯にレーザーとエッチングを併用したシーラントの填塞例で2年経過の症例である．二次う蝕の発生もなく，おおむね良好な経過を辿っている．

まとめ

小児におけるNd:YAGレーザーの応用は，従来，臼歯裂溝部の歯質の強化があげられてきた．しかし，

Basic Approach：小児・保存治療

[症例2]

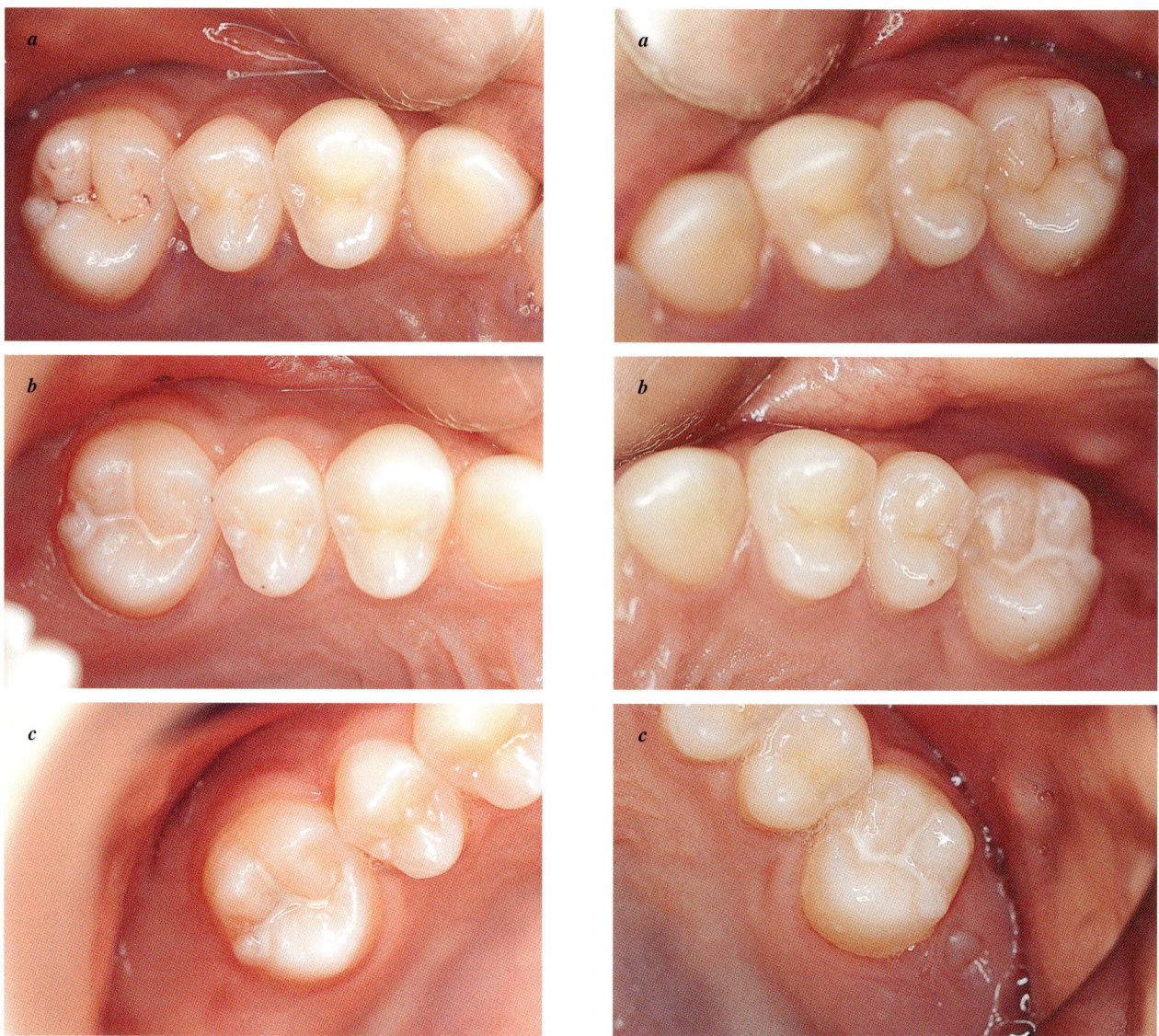

図8 上顎左右第一大臼歯にレーザー，酸エッチング，シーラントの順で施行された症例．2年経過の現在，良好な過程を経ている．左段（左側第一大臼歯）－*a*：術前．*b*：施行直後．*c*：2年経過．右段（右側第一大臼歯）－*a*：術前．*b*：施行直後．*c*：2年経過．

どうしても，墨の使用で，健全エナメル質に墨の粒子が残留することがある．また，レーザーを用いても，裂溝はそのままの状態であり，レーザーによって硬化した歯質は健常歯質に比較し，弱い硬度であるともいわれている．今回のレーザーの応用方法は，シーラントの為害性を防ぐ一手段と考える．また，幼若永久前歯唇面における白濁（CO）に，レーザーとフッ化物の併用で，白濁の消失が可能となった具体的な多くの症例を提示できるよう，今後，レーザーの設定条件を検討する価値があると考える．

参考文献

1. 松本光吉（編集代表）：歯科用Nd:YAGレーザーの臨床 技術編，第2章 歯冠修復領域への応用，日本歯科用Nd:YAGレーザー学会編集，第1版，東京，医学情報社，2001年，p20〜31.
2. 若林 始：Nd:YAGレーザー，歯界展望別冊／歯科用レーザーの臨床［臨床基本編］，1994，p20〜34.
3. 山本敦彦：2000年代のLASER歯科治療，歯科技工，28（1）：46〜199, 2000.
4. 濤岡暁子，野坂久美子：幼若永久歯におけるシーラント前処理としての裂溝部清掃へのレーザーの応用，日本レーザー歯学会誌，12（1）：21〜36, 2001.

歯科用Nd:YAGレーザーの口腔外科への応用と考え方

日本歯科大学歯学部附属病院口腔外科診療科
熊澤康雄／荻野靖人／山下裕利

はじめに

　レーザーは照射された高密度光エネルギーが，生体組織に吸収されると熱エネルギーになり，吸収した組織の温度を瞬時に上昇させ生体反応を起こすことを利用し，切開，止血，凝固，蒸散などに用いられる．そして，各種レーザーが医療用に開発されて以来，歯科領域にもレーザー治療は積極的に取り入れられている．

　通常口腔疾患に用いられる高出力レーザーとして，YAGレーザー，CO_2レーザー，半導体レーザーなどがある．しかしレーザーは光源により波長特性が異なり，適応も限られるため，一装置ですべての疾患に対応するには無理がある．また口腔領域の解剖・生理学的特徴から，その操作条件に適した装置がさまざま開発され，実用化されている．

　一般に，Nd:YAGレーザーはその波長から生体組織の透過性があり，深達性や止血，凝固などに優れ，有色疾患，深在性疾患に良好な治療効果をもたらしている．

　そこで口腔領域の手術におけるレーザーメスとして，Nd:YAGレーザーの適応を拡げるうえで，表在性疾患などへの応用を考えることとした．今回，歯科用接触型Nd:YAGレーザー装置ネオキュア7200を用いた幾つかの口腔軟組織手術を紹介することで，今後の本装置の適応範囲を考える一助にしたい．

Nd:YAGレーザーの概要

　Nd:YAGレーザーはYAG（Yttrium Aluminum Garnet）を母体結晶としNeodymiumを媒体として発振された固体レーザーである[1]．波長が1064nmで，水，血液成分のヘモグロビンの影響を受けやすいため，生体透過性も高く，深達性がある．Nd:YAGレーザーは色素選択性に特徴があり黒色色素によく吸収され，白色に反射するため，有色病変に有効とされる．しかしNd:YAGレーザーの連続波は，熱の発生が高く周囲組織への侵襲が大きいため，実用にはパルス波が求めら，熱性変化の減少が望まれる．

使用した歯科用Nd:YAGレーザー装置

　装置は歯科用に開発，実用化されたNd:YAGレーザー装置ネオキュア7200（ソキア社）を使用した．本装置はパルス波であるため，Nd:YAGレーザーの欠点である大きい熱の発生を解消し，照射周囲組織の熱変性の影響を少なくしている．さらに，冷却エアーがハンドピースの尖端作業部から噴射され，患部を確実に冷却できる．

Basic Approach：口腔外科治療

[症例1：85歳男性　下顎右側小臼歯部エプーリス]

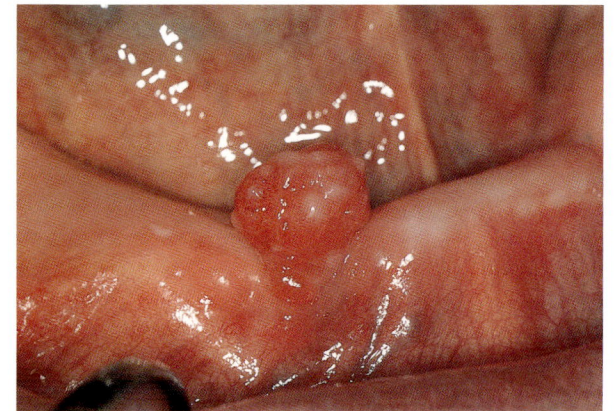

図1a　下顎右側小臼歯部の小豆大の有頸性腫瘤．

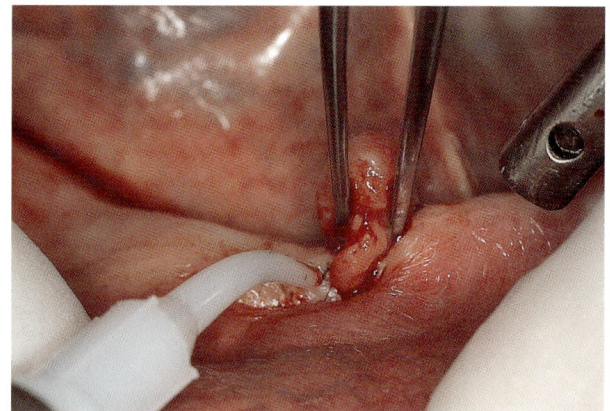

図1b　切除は腫瘤の頸部にハンドピースの尖端作業部を繰り返し当てる．

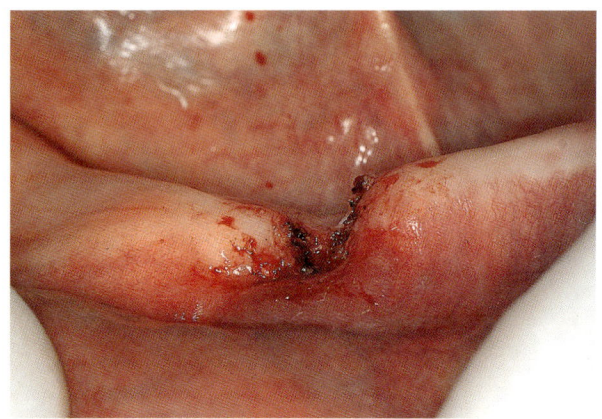

図1c　切除部は褐色，および黒色を呈している．

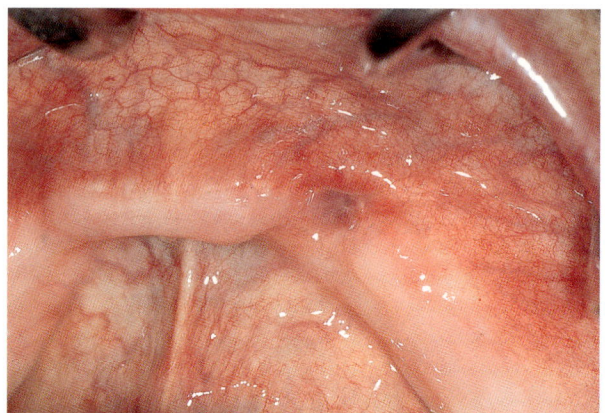

図1d　術後10日，歯槽部は腫瘤に沿って陥凹，その中心が灰白色で周囲は健康歯肉を呈する．

　レーザー波の導光方式はファイバーが採用され，柔軟性に優れ，手術操作が妨げられない．また照射作業部は極細の320μmファイバーで，出力密度が高く，ペン型ハンドピースをしており，自由に細かい処置ができる．そして照射作業部は接触型でファイバー尖端を手術野に正確に置くことができ，赤色可視光線でガイドされ操作を確認できる．また，尖端作業部の汚染が除去困難な場合，その部分を切断し使用できる．

症例

[症例1：85歳男性　下顎右側小臼歯部エプーリス]

　下顎義歯の不適合を訴えて受診した．義歯を除去すると小臼歯部に健康粘膜色を呈した小豆大の有頸性腫瘤を認めた（図1a）．処置は歯槽頂でエプーリス頸部をNd:YAGレーザー装置で切除し，それを術後病理組織診断とした．2％塩酸リドカイン0.4ml局所麻酔のもと，切除は腫瘤の頸部を緊張させて，腫瘤頸部が切離するまで繰り返しレーザーを当てる（図1b）．切除部は褐色と炭化し黒色を呈した．出血は術中，術後を通じほとんど認めない（図1c）．術後，鎮痛剤，抗生剤は服用していない．術後10日目，創部は腫瘤相当部がやや陥凹しており，その中心にわずかな灰白色の苔様物を認めるが，健康歯肉に改善している（図1d）．本例は縫合やタイオーバーなどが困難である．レーザーで切除した創面は，開放創であるが術後不快事項もみられず，順調な経過をとった．開放創の表面が，凝固層に被われるためか疼痛もなく，感染への抵抗性，さらにレーザーでの除菌

[症例2：45歳男性　6‾部エプーリス]

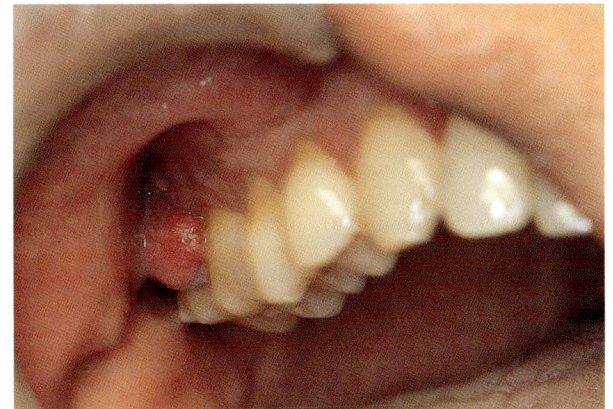

図2a　6‾頰側歯頸部に有頸性の腫瘤．

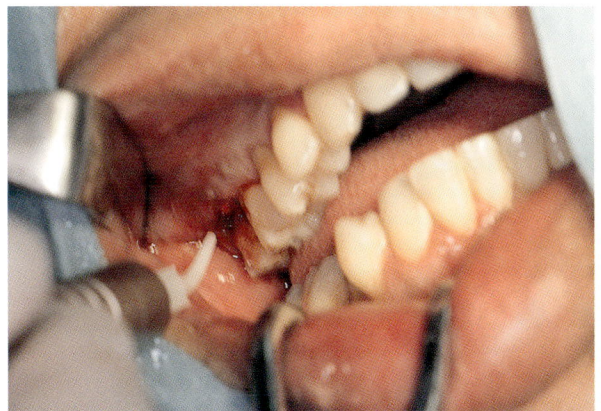

図2b　腫瘤の頸部に尖端作業部を当て切除する．

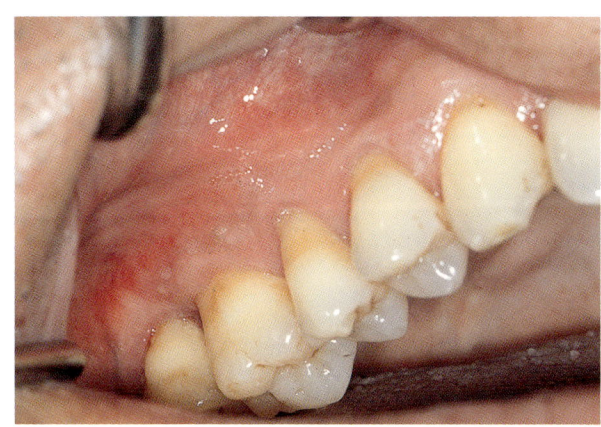

図2c　術後2週，歯頸部歯肉も改善している局所．

が考えられる．

[症例2：45歳男性　6‾部エプーリス]

6‾頰側歯肉の腫瘤を訴えて受診した．腫瘤は6‾頰側歯頸部より有頸性に認められ，無痛性，弾力性軟であった（図2a）．処置はエプーリス頸部を歯頸部でNd:YAGレーザーで切除する．レーザーの出力設定はパルスレート100pps，パルスエネルギー60mJ，6Wである．麻酔は腫瘤の頸部と歯頸部の表面麻酔のみとした．切除は腫瘤の頸部を緊張させて，ハンドピースの尖端作業部を切離するまで繰り返し当てた（図2b）．切除部は白色を呈した苔様物に被われ，術中，術後を通じほとんど出血を認めない．術後経過は良好で，鎮痛剤を服用しなかった．術後2週目，歯頸部がわずかに退縮しているが健康歯肉に改善している（図2c）．従来のように，切除後，創部は止血，創の保護などにサージカルパックが不必要で，口腔清掃状態も良好である．Nd:YAGレーザーの深達性

が問題になるが，色素選択性のためか下層の歯冠，歯根に臨床的問題は生じていない．またレーザーの徐痛効果のためか，麻酔も表面麻酔で行えたが，症例により適宜考慮する必要があると思われる．

[症例3：12歳男児　舌小帯付着異常症]

舌の前方運動障害を訴えて受診した．小帯は舌下面前方部，また下顎前歯歯槽に高位に粘膜が扇状に付着しており，舌の運動を妨げている（図3a）．処置は舌下面の小帯，歯槽部付着粘膜の切離移動手術をNd:YAGレーザーで行う．レーザーの出力設定はパルスレート100pps，パルスエネルギー60mJ，6Wである．麻酔は舌尖部に2％塩酸リドカイン局所麻酔で行い，歯槽部付着粘膜下には0.4ml行った．手術は舌を牽引して小帯を緊張させ，そこに尖端作業部を繰り返し当てて筋膜上まで切開した（図3b, c）．つぎに歯槽と口底移行部粘膜を筋膜上まで切離する（図3d, e）．創部は灰白色の凝固物で被われ，縫合せ

Basic Approach：口腔外科治療

[症例3：12歳男児　舌小帯付着異常症]

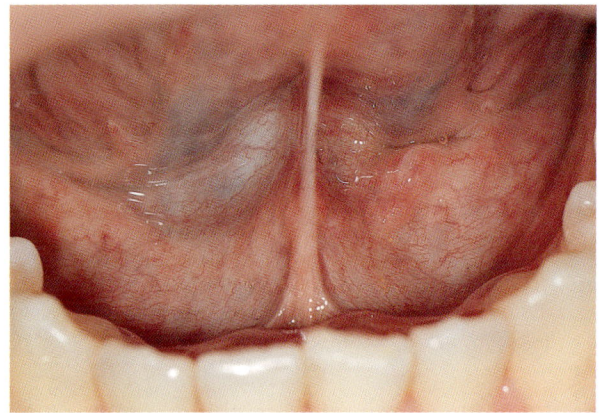

図3a　舌を牽引して小帯を緊張させる．

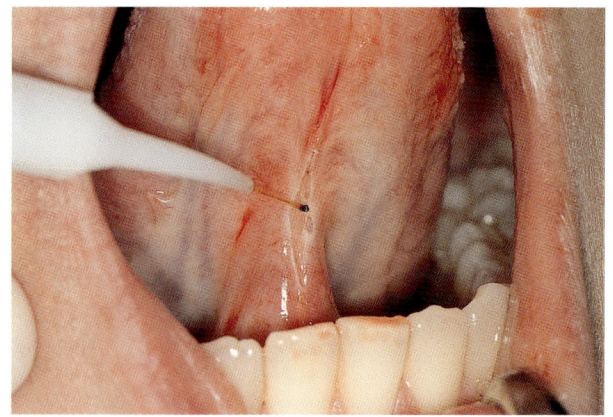

図3b　緊張した小帯にハンドピースの尖端作業部を当てる．

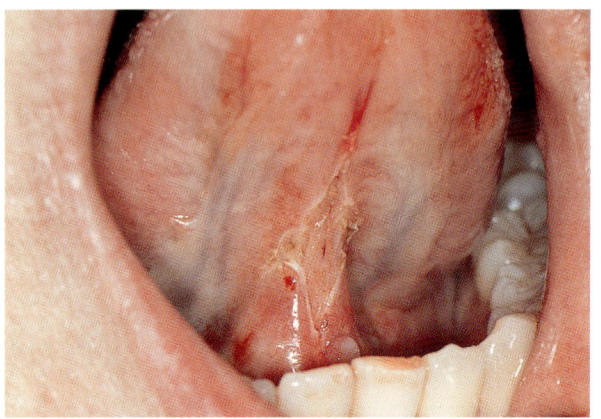

図3c　切離した舌小帯．

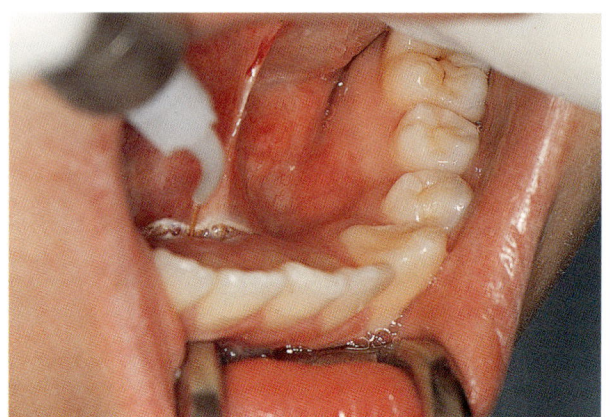

図3d　歯槽と口底移行部粘膜にハンドピースの尖端作業部を当てる．

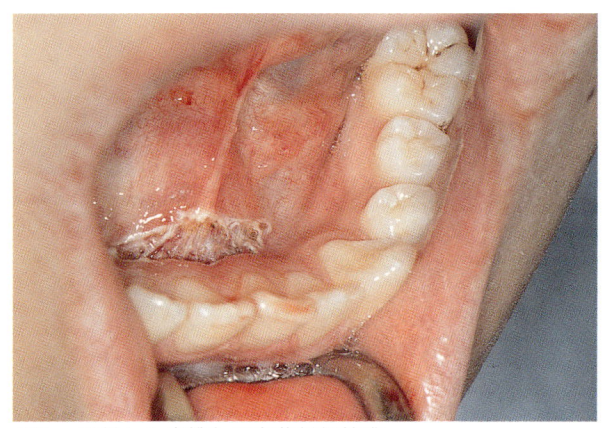

図3e　切離した歯槽と口底移行部粘膜．

ず開放創として終了する．出血は術中，術後を通じてみられない．また術後は開放創としたが，不快事項がみられない．術後疼痛は自制内であったが，抗生剤は感染予防に投与する．手術において除痛効果が考えられ，小児などに有利と思える．また縫合できない歯槽と口底移行部粘膜の切開創を開放創にできることは，極めて大きな利点である．

[症例4：10歳男児　上顎犬歯埋伏症]

　埋伏した上顎犬歯の開窓を求めて受診した(図4a)．開窓直後に，牽引のために矯正用のボタンを装着することになる．開窓術は，被覆歯肉を歯冠に沿ってNd:YAGレーザーで切り取る．レーザーの出力設定はパルスレート100pps，パルスエネルギー60mJ，6Wである．創部からの出血はみられず，創辺縁の歯肉に苔様物が付着している(図4b)．この結果，矯

[症例4：10歳男児　上顎左側犬歯埋伏症]

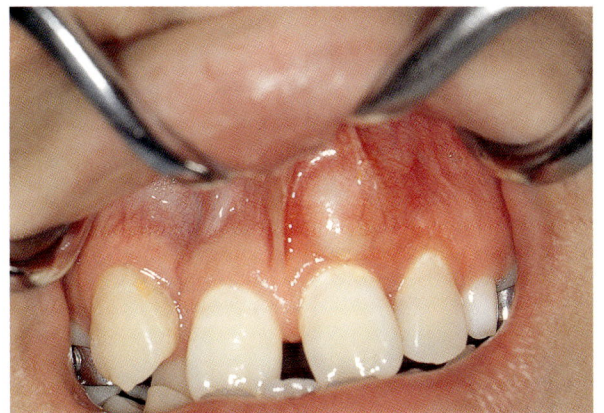

図4a　左側上顎中切歯歯根部に埋伏した犬歯．

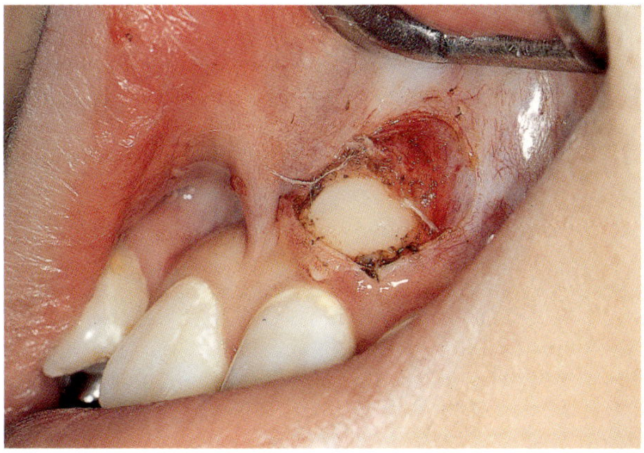

図4b　開窓術直後の上顎左側犬歯．

[症例5：23歳男性　左側慢性下顎智歯周囲炎]

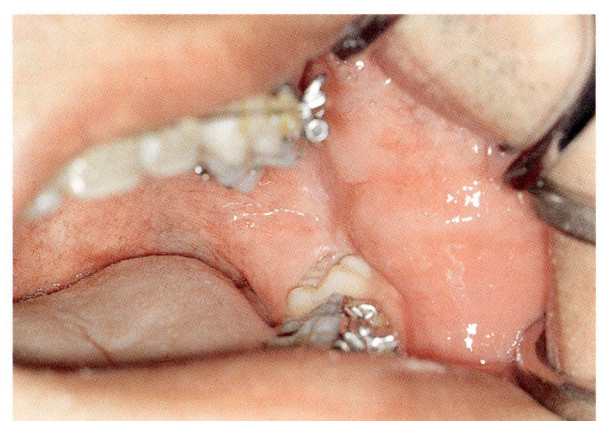

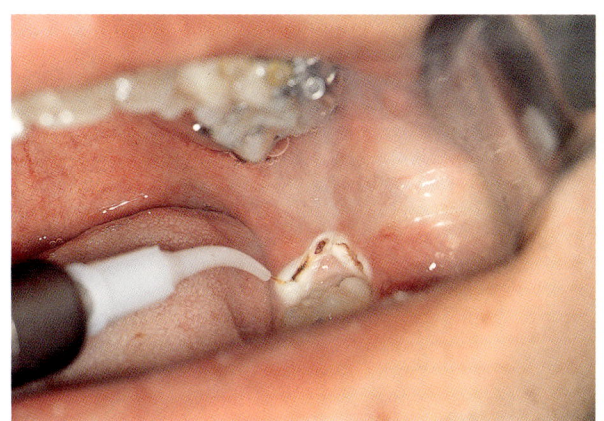

図5a　歯肉弁に遠心部が覆われた智歯．

図5b　切除される歯肉弁．

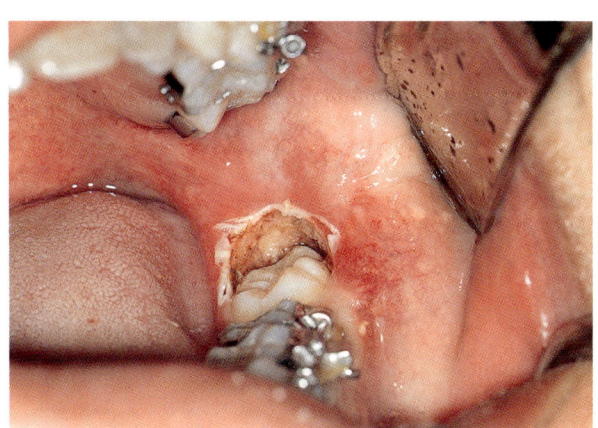

図5c　弁切除され露出した下顎智歯．

正装置の装着が従来の鋼刃に比べて極めて容易に行える．術後疼痛は自制内であり，抗生剤も服用していない．

[症例5：23歳男性　左側下顎智歯周囲炎]

　左側下顎智歯部の疼痛を訴えて受診する．歯科矯正治療中で，本人の強い希望もあり智歯を保存することになる（図5a）．歯肉弁切除術はNd:YAGレーザーで行う．麻酔は2％塩酸リドカイン局所麻酔0.4ml行う．レーザーの出力設定はパルスレート100pps，パルスエネルギー60mJ，6Wである．被覆する歯肉弁の基底部を歯冠が露出するまで，繰り返し行う．切開部は白色の苔様物に被われる（図5b）．さらに歯頸部まで露出させるように組織を照射する（図5c）．

Basic Approach：口腔外科治療

[症例6：23歳女性　歯肉メラニン色素沈着症]

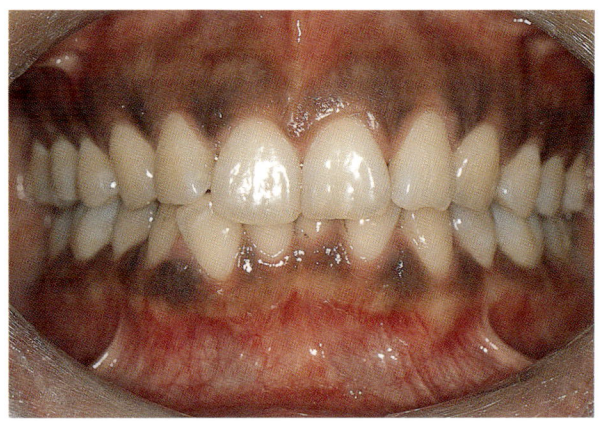

図6a　上下顎前歯部歯肉の黒色，および濃灰色のメラニン色素の沈着した歯肉．

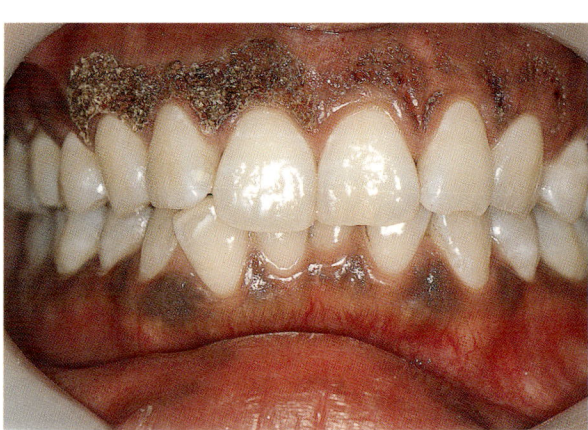

図6b　術後3週，上顎左側は斑状に色素沈着がみられる歯肉．上顎右側は再照射した歯肉．

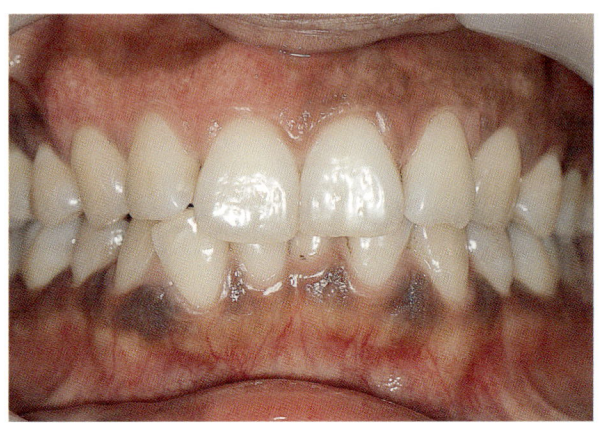

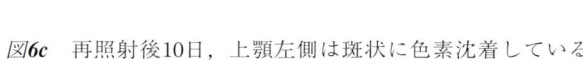

図6c　再照射後10日，上顎左側は斑状に色素沈着している歯肉．再照射で著しく改善した上顎右側歯肉症．

[症例6：23歳女性　歯肉メラニン色素沈着症]

　上顎前歯部歯肉の黒，ないし濃灰色の変色を訴えて受診した．変色は上下顎に認められ，不定形で表面が滑沢で特別な所見を認めなかった（図6a）．処置は病理組織診断を行いメラニン色素沈着症の確定診断を得て，病変部Nd:YAGレーザー色素除去を図ることにする．レーザーの出力設定はパルスレート60pps，パルスエネルギー40mJ，2.4Wである．麻酔は病変部全体にネオザロカイン®パスタにて表面麻酔を行う．照射は色素沈着部を塗り潰すように，辺縁から3回繰り返し行い，全体が同一に褐色，一部炭化がみられるまで行う．術後2週後，局所は左側歯肉のように治療効果にバラツキがみられ，斑状に色素が除去された（図6b）．次いで初回照射3週後，表面麻酔，ネオザロカイン®パスタのもと再度，レーザー照射による色素除去を行う．レーザーの出力設定はパルスレート100pps，パルスエネルギー60mJ，6Wで行う．再照射後10日，再照射した右側歯肉部は，色素は消失して桃赤色の歯肉となり，左側に比べ明らかに改善がみられる（図6c）．

[症例7：56歳女性　「6 7」部歯肉，頬粘膜部の白板症]

　左側下顎臼歯部歯肉の白色変化を訴えて受診した．「5」遠心頬側より「6 7」頬側の歯肉，頬粘膜にわたる周囲と境界明瞭な白色病変を認める（図7a）．処置は病理組織診断を行い白板症の確定診断を得て，病変部をNd:YAGレーザー装置ネオキュア7200を用いて蒸散させることにする．レーザーの出力設定はパルスレート100pps，パルスエネルギー60mJ，6Wである．麻酔は病変部全体に表面麻酔を行う．照射は病変部を塗り潰すように辺縁から3回繰り返し行い，全体が同一に黒褐色を呈するように行う（図7b）．

28

[症例7：56歳女性　⌐6 7部歯肉，頬粘膜部の白板症］

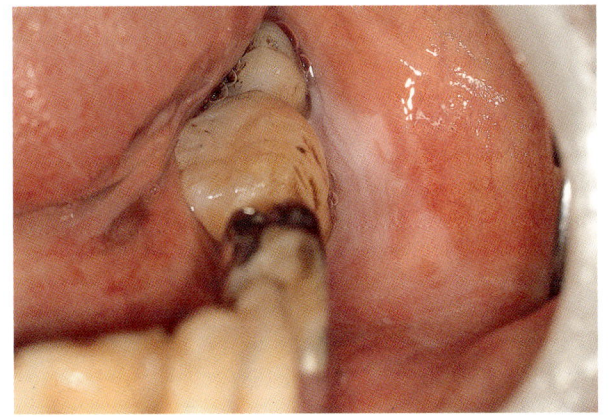

図7a　5遠心頬側歯肉より⌐6 7頬側の歯肉より頬粘膜にわたる周囲と境界明瞭な白色病変．

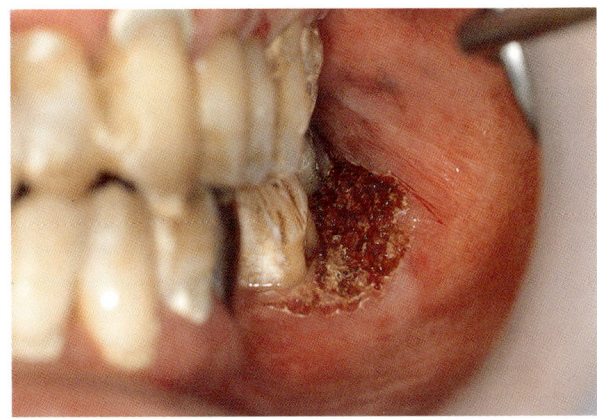

図7b　照射により病変全体が茶褐色を呈している．

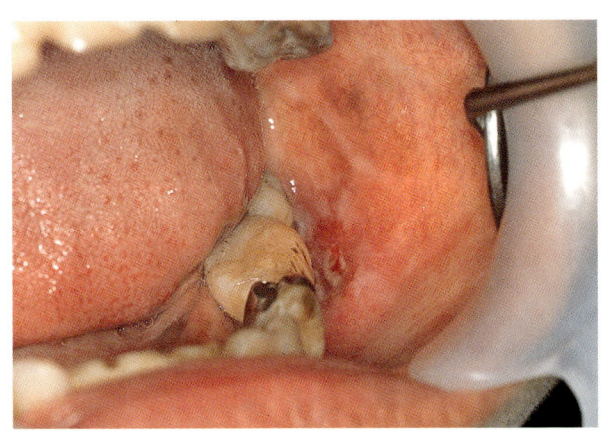

図7c　術後10日，点状に病変の残存を疑うが，改善した歯肉・頬粘膜．

術中，疼痛を時折訴えるために，2％塩酸リドカインの浸潤麻酔を追加した．術後の経過は良好で，患者申告では鎮痛剤を服用せず，含嗽剤の服用のみであった．術後10日目，局所は点状に病変の残存を疑う所がみられるが，粘膜の状態は改善した（図7c）．なお病変の残存が疑われた所は，再度蒸散を行って，経過の観察を行っている．

まとめ

レーザー治療には，高出力レーザーとしてNd:YAGレーザー，Er:YAGレーザー，CO_2レーザー，半導体レーザーなどが用いられている．しかし周知のようにレーザー波は光源によりそれぞれ波長特性を有し，適応が異なる．このため，レーザー装置は治療にそれぞれの特徴を把握して選択使用する必要がある．また，臨床への応用は，同一装置であっても術者の考えで適用範囲の拡大が望まれる．

先に述べたようにNd:YAGレーザーは組織透過性が高く，深達性がよく，有色病変に有効とされる．しかし白色には反射され，あまり適していないようである．そこで歯科用接触型Nd:YAGレーザー装置ネオキュア7200を用いて表在性病変への口腔外科手術へ応用の拡大を考えてみる．

レーザーによる切開は深度が一定なため，同一操作を同じ部位に繰り返し行う必要がある．このため切開は鋼刃に比べ時間を要し，不連続になる．この点が鋼刃に慣れた術者に敬遠される．しかし提示症例に示したように，止血効果が十分に得られ，術野の確保が容易なことは，血管に富み出血しやすい口腔内の手術に対し大きな利点といえる．とくに症例4の埋伏歯の開窓手術では，手術に続く歯科矯正装

置の装着に極めて有利である．

　Nd:YAGレーザーの切開周囲の凝固層が，Argonレーザー，CO_2ガスレーザーよりも切開面の深さに比べ厚く，切開部に白色の苔様物が形成される[2]．この苔様物に被覆された創は，術後開放創としても出血がなく，術後疼痛も少ないのが特長とされる[3]．そして今回の提示症例は開放創としたが，術後疼痛，後出血などの不快な訴えがなかったことと一致すると思われ，臨床上極めて重要なことである．また術後腫脹がみられなかったことは，開放創にできたことばかりでなく，使用した装置によるレーザー照射は高いパワー，短照射で切開効果を上げられるためか，手術侵襲が極めて少ないためと思われる．しかし1週後でも開放創表面に白色苔様の偽膜をみることが，Nd:YAGレーザーの切開が鋼刃に比べ治癒遅延と指摘される点と思われる．

　またNd:YAGレーザーは切開面より深く熱変性が生じるとの報告[4]もあり，手術的安全域の確保に留意する必要がある．さらに本レーザーは有色病変に適し，メラニン色素沈着症に対し有効である．しかし面積を有する疾患は，接触面の作業部先端に関連し，反復して同一操作を行わなければならない．このため照射効果，深達度が一定にならず，症例7のように治療結果がまだらになることを考慮する必要がある．またNd:YAGレーザーは白色に反射するが，白板症治療はメラニン色素沈着症と同様な操作で可能であり，有色病変に限らず有効と思われる．このようなことから術前・術後に病理診断などを行う必要がある．

　レーザー装置が簡便で実用化され，汎用されるとレーザー治療の安全性が大きな問題となる．選択したレーザーの特性，レーザー治療の適応症と限界を熟知するべきである．レーザーですべてに対応するのではなく，効率よく有効な部分を用いて治療を円滑にして，よい治療結果を得る[5]との考えが妥当であると思われる．

結語

　Nd:YAGレーザーのレーザーメスとしての切開は，手術侵襲が少なく，止血効果が高く，開放創のままで良好な治療結果が得られる．切開創面より深く熱変性層がみられ，創面が白色苔様物に被われるが，治癒期間に影響はないと思われる．優れた医療装置と思われる．

　今後，深達性をいかし除痛や硬組織を対象とする口腔手術の可能性についても考える予定である．

参考文献

1. 伊藤正男，井村裕夫，高久史麿編：医学書院・医学大辞典，医学書院，東京，2003，2444頁．
2. 山口万枝，山田一郎ら：Nd:YAGレーザーを用いた口腔疾患の治療経験．日レ歯誌 11：116-121，2000．
3. 石井さやか，青木　章ら：Er:YAGレーザーの歯肉メラニン除去への応用　−術式ならびに臨床的予後評価について−．日レ歯誌 13：89-96，2002．
4. Miyaguchi,M.and Sakai,S.:The contact Nd:YAG Laser for oral and oropharyngeal maligrant tumors. Auris Nasus Larynx, 21：226-231, 1994.
5. 吉田直人：近年のレーザー治療の臨床応用．The Quintessence .vol18：59-64，1999．

Clinical Approach

Clinical Approach：歯周治療

歯肉メラニン色素沈着症に対するアプローチ

Nd:YAG

東京都品川区開業　永井歯科診療室
永井茂之

はじめに

近年，口腔領域に対する審美的要求が高まり，歯列矯正・審美修復・歯の漂白などの審美歯科治療が一般的に行われるようになった．これらの治療に伴いクローズアップされてきたのが，歯肉メラニン色素沈着症に対する歯科的アプローチである（図1a〜f）．

従来，本症例に対し，フェノール・アルコール法およびカーボランダム法が適応されていたが，術中管理および術式に熟練を要することや，術後疼痛，術後出血，治癒過程での変色，治療の非確実性などが原因で術者，被術者ともに治療に対し，積極的になれなかったと思われる．今日，レーザーの普及に伴い，従来法の欠点が改善され，比較的容易に被術者の審美的要求に対処できるようになった．各種レーザーはその特徴により，メラニン除去の術式が異なる．さらに，Nd:YAGレーザーにおいても過去にさまざまな術式が試行錯誤されてきたが，Nd:YAGレーザーの利点を利用した本症例に対する有効な除去法を提案する．

歯肉メラニン着色の原因

処置を行うにさいし，診査を行い，着色の原因を明らかにしておく必要がある．これにより，レーザーの適応，非適応が判断され，また後戻りを予防し，長期予後の安定を図ることができる．

・喫煙
・不潔性口腔
・歯槽前突
・遺伝
・歯周病
・経口薬剤の服用（避妊薬，精神安定剤など）
・全身疾患（アジソン病など）

以上が口腔粘膜のメラノサイトを活性化し，メラニン色素沈着を引き起こす代表的な直接的，あるいは紫外線の影響を受けやすくする間接的な原因であると考えられる（図2a）．また，悪性黒色腫の約1/3は，正常なメラニン着色から移行するといわれている．しかし，悪性黒色腫とメラニン沈着症の鑑別診断は容易である．むしろ以下に述べる着色は良性ではあるが，原因がメラニンではなく，治療が困難である．

歯肉メラニン色素沈着症に対するアプローチ

[シェードガイドによる色調の変化]

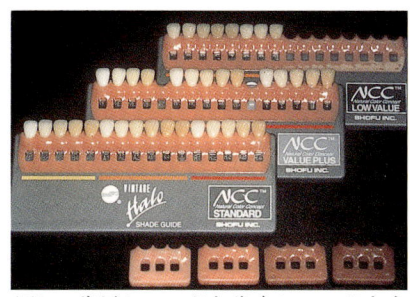

図1a 歯牙シェードと歯肉シェードを有するNCCシェードガイド(松風).

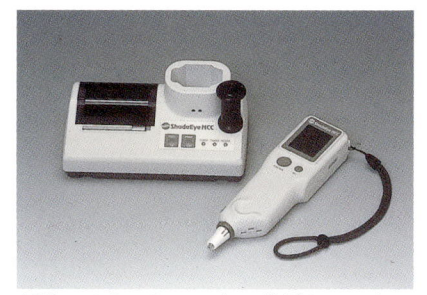

図1b テクニシャンとの歯牙シェードの伝達にかかせないシェードアイ(松風).

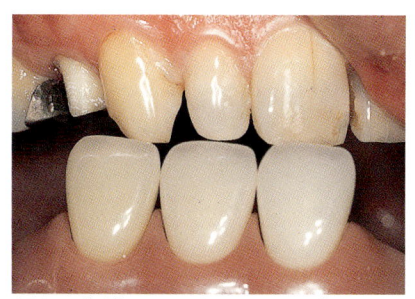

図1c 歯牙シェードのみでは白っぽいシェードを選択することが多い.ガミーを用いると本来の歯の色が見えてくる.

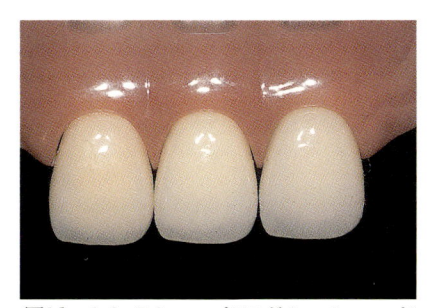

図1d A3.5シェードにガミーシェード4を装入.

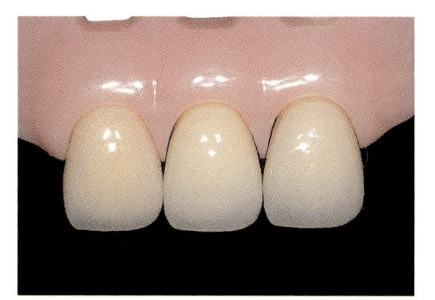

図1e A3.5シェードにガミーシェード1を装入.図1dよりも歯牙が黄色く見える.山本眞氏の理論の実際である.

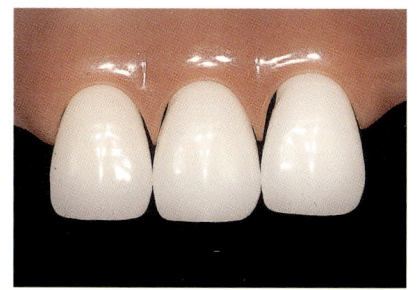

図1f 逆に歯牙の漂白を想定し,ホワイトニングシェードを装入すると,歯肉が暗く見える.

[メラニン色素沈着の原因]

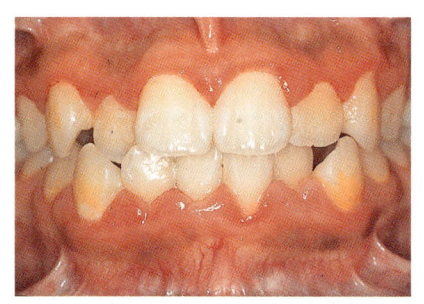

図2a 12歳・男子.上下顎,歯肉頬移行部に歯槽前突,歯周病,不潔性口腔が原因と思われるメラニンの着色が観察される.

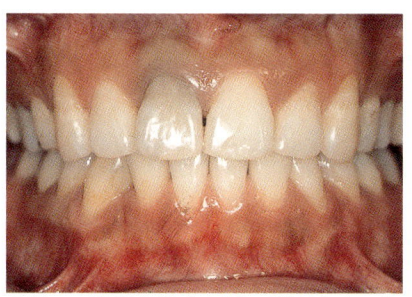

図2b 1│歯頸部歯肉に暗い影がある.失活による局所的内因性着色歯根の透過が原因.歯肉の厚さも診査の対象となる.

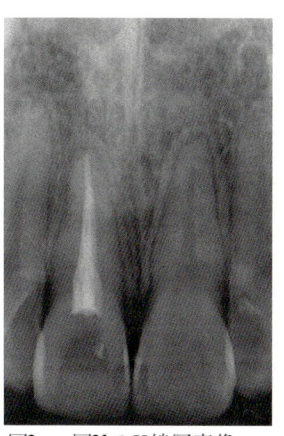

図2c 図2bのX線写真像.

・歯肉の厚み不足による変色失活歯根色の透過(図2b, c)
・医原性金属沈着症(メタルタトゥー)(図3a〜e)

これらの着色はメラニンによる着色ではないが,日常臨床で頻繁に目にするうえに,口腔内でよく似た着色をしているので,鑑別診断が必要である.どちらもティッシューグラフトが必要であったり,色素沈着が骨内にまで入り込んでいたりするため,Nd:YAGレーザーの適応の範囲を超える.

Clinical Approach：歯周治療

[医原性金属沈着症]

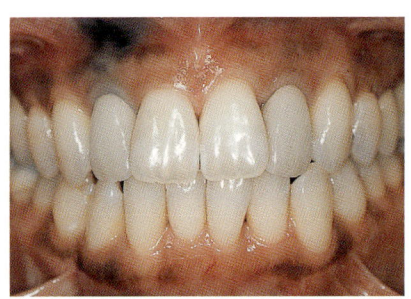

図3a ｢2｣歯根部着色は前医による逆根充のアマルガムによるもの．歯頸部にはメタルタトゥーも観察される．

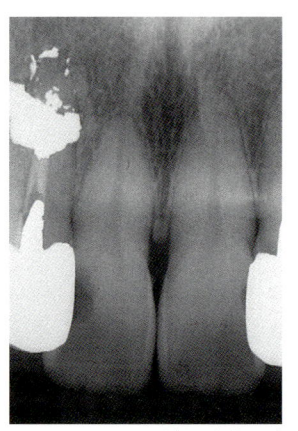

図3b 図3aのX線写真像．根尖病巣はないようだが，逆根充に使用されたと思われる金属様不透過像が確認される．

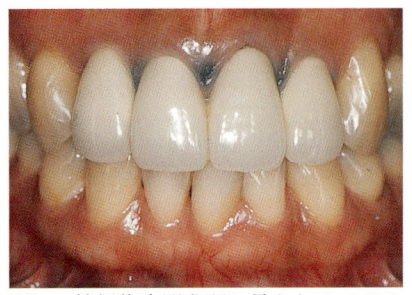

図3c 補綴物歯間乳頭に見られるメタルタトゥー．補綴処置後，数年経ってから発現することが多い．

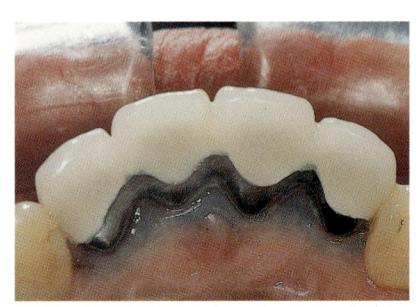

図3d 同症例舌側面観．形成時，歯肉にくい込んだメタルの切削片を放置することで起こることが多い．

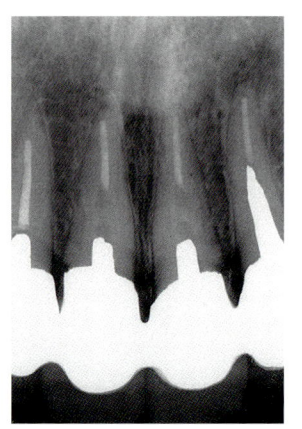

図3e 同症例X線写真像．歯肉乳頭部に金属様不透過像が確認される．

歯肉メラニン着色の診断と分類

　まず，着色を自覚した時期，部位，着色度合と部位の経時的変化，および原因と考えられること（喫煙の有無，経口薬剤など）について問診を行う．急激な色調の変化，部位の飛び火，出現したり消失したりする，部位が定まらない，斑点状である，歯肉の形状が変化するなどの症状がある場合は，専門医に紹介する．全身所見に問題がなく口腔内診査において，左右上下顎第一大臼歯より前方に茶色，黒褐色の着色が前方にいくに従って濃くなり，上下顎左右小臼歯間に一様に対照的に強く現れている着色であれば，ほぼメラニン沈着症と思って間違いはない．歯牙間の乳頭部で濃く，ポケット底より歯冠側および，可動歯肉に濃い着色がなく，着色の境界は比較的不明瞭である．マイクロスコープ下で着色の境界が明瞭である場合は，他の原因を疑う．歯肉が正常であることを視診・触診で確かめる．浮腫，疼痛，異形があれば専門医に紹介する．通常，口蓋，舌側に変色が及ぶことはまれである．これらの部位，頬粘膜，舌に及ぶ変色を認める場合，専門医に紹介する．良性の歯肉メラニン沈着症の一般的な分類はないので，筆者が独自に実践しているNCCガミーシェードを利用した簡単な分類法を述べる．

＜歯肉メラニン色素沈着症の分類＞（図4a）

1度（正常）：NCCガミーシェード2以下の色調（図4b）

2度（軽度の着色）：NCCガミーシェード3程度の着色（図4c）

[歯肉メラニン色素沈着症の分類]

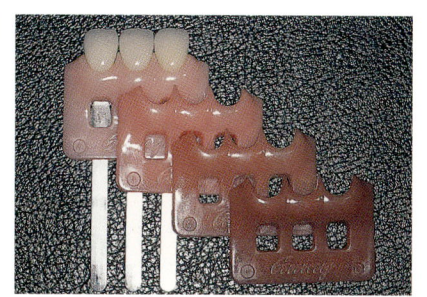

図4a　NCCガミーシェード．1, 2, 3, 4, の4種類のシェードガイドが用意されている．

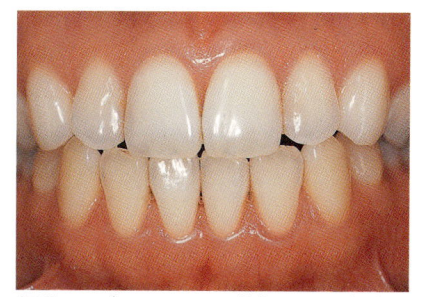

図4b　1度．メラニン着色による審美障害が認められない．歯の漂白を行っても違和感がない．

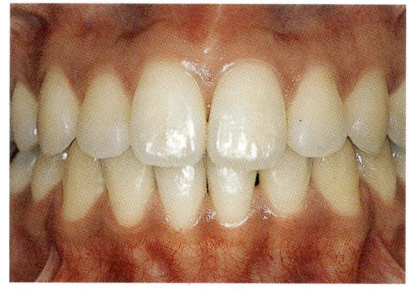

図4c　2度．ごく薄い褐色の着色．歯の色調により目立つこともある．

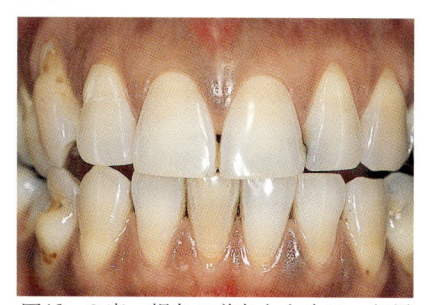

図4d　3度．褐色の着色とともに一部黒色変色も出現している．スマイル時に不健康な印象を受けることがある．

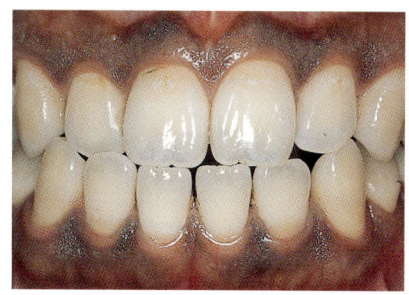

図4e　4度．歯肉メラニン沈着症は疾病ではないが，重度の着色は精神的健康を害する要因となりうることは，歯の変色と同じである．

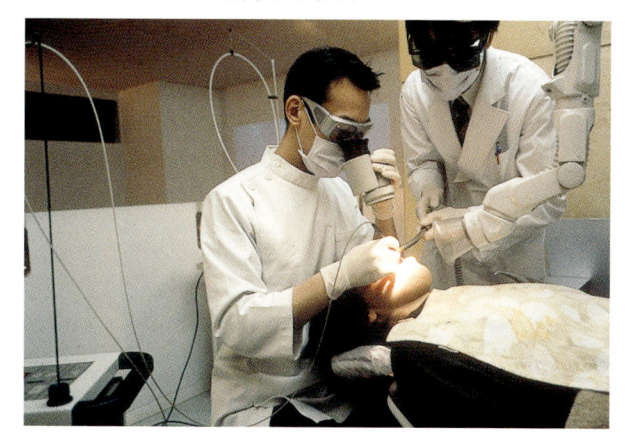

図5　マイクロ・レーザー・トリートメント．Nd:YAGレーザーは，マイクロスコープ下で使用しやすい．精密な仕事ができる．

　3度（中程度の着色）：NCCガミーシェード4程度の着色（図4d）
　4度（重度の着色）：NCCガミーシェード4より濃い着色（図4e）

　3度までの着色であればNd:YAGレーザーで1回の処置で治癒することが多い．4度の場合，1回の処置ではムラになりやすく，また着色範囲も広いことが多いので，数回の処置が必要とされることが多い．むしろ最初から数回に分けて治療するつもりで処置を行うのが安全性のうえでも得策である．

Nd:YAGレーザーによる歯肉メラニン除去の適応

　1064nmの波長は，黒色色素によく吸収され，歯肉メラニン着色除去に向くレーザーである．さらに，フリーランニングパルス発振であるため，照射部位での熱蓄積が比較的少なく，ゆっくりと正確な手術が可能である（図5）．従来法に比べ，術中の違和感も少なく，術後出血も抑えられる．さらに術後疼痛の出現も減少する．ただし，組織透過性の高い波長であるので，腐骨や，歯髄壊死，歯肉のリセッショ

35

Clinical Approach：歯周治療

[術式]

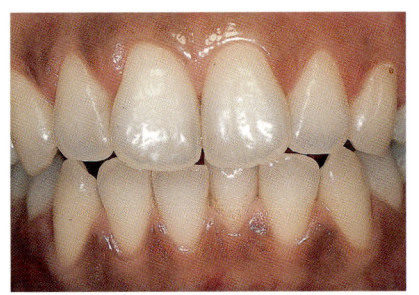

図6a 術前．主訴は歯の漂白希望．上下顎歯肉に3度の着色が認められる．

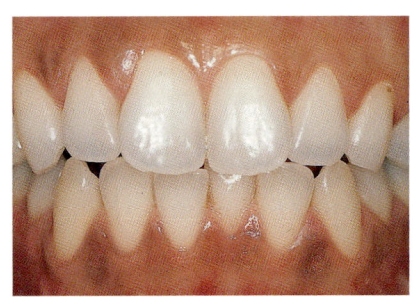

図6b 上顎のみホームブリーチングを行う．患者の希望により，下顎の歯肉メラニン除去を行うことになる．

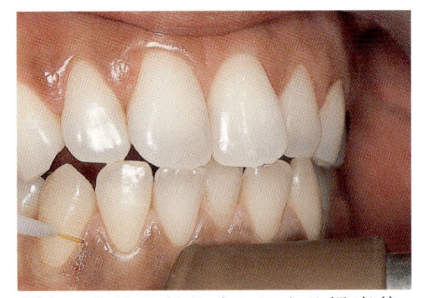

図6c 2％リドカインによる浸麻後，30pps，80mJにて縦切開を入れ，基底層を露出する．

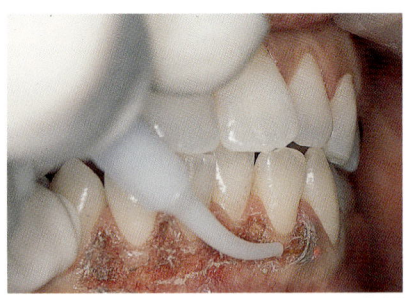

図6d 上皮に対し水平にファイバーを倒し，基底層のメラニンを蒸散していく．エアーは気腫の原因となるので出さない．

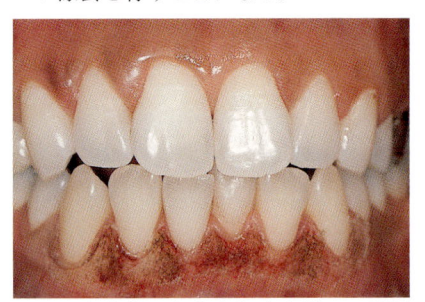

図6e 術直後．出血も無く良好．一部露出した着色が残っているが，深追いは禁物である．

ンなどを引き起こす深部への照射に注意が必要である．同様にメタルタトゥーは深部に存在することが多いため，Nd:YAGレーザーを使用して除去を行わないのが得策である．

術式

（図6a～e）

Nd:YAGレーザーを使用した歯肉メラニン着色の除去は以下のように行われてきた．

1）患部に墨を塗布し，非接触で蒸散．
2）ファイバーを患部に接触させ，上皮とともに基底層まで蒸散．
3）ファイバー先端を加工し，加工面を患部に押し当ててそいでいく．

歯肉メラニン着色は上皮の下部基底層に多く着色しており，上皮，真皮への浸潤は少ない．ゆえに1法では上皮の蒸散のみにとどまり，数回の処置が必要であった．2法では基底層までの蒸散が1回で可能であるが，まず上皮層の蒸散を行わなければならないため，蒸散効率が悪く，過度のエネルギーが真皮下層に深達する危険を伴った．3法ではファイバー先端部が加工されているため，エネルギーが四散し，目的を達するためには，照射エネルギーを高く設定する必要があり，2法と同様あるいはそれ以上に，目的部位以外へのレーザー光の照射量が増す危険性があった．これらのNd:YAGレーザーによる従来法の欠点を考慮し，以下の術式を行うことで良好な結果が得られた．

①レーザー使用環境の安全確保．
②ファイバー先端は通法通りクリービング．加工は行わない．カニューレ先端より3mmほどファイバーを出しておく．
③テストファイヤーを行い，パラメーターは30pps，80mJ，2.4W，エアー冷却off.に設定．
④患部の端の部分に2法に準じ，基底層に達する縦切開を入れる（図6c）．術中は口腔内バキュームを作業部位に近接させ保持し，冷却と蒸散煙の吸引に努める．
⑤切り込まれた縦切開部位より，ファイバーを上皮と真皮の間にもぐりこませ（図6d），基底層のメラニン着色に直接レーザー照射を行う．ファイバーは常に着色基底層組織に接触した状態で，ゆっく

[術前処置・術中管理・術後管理]

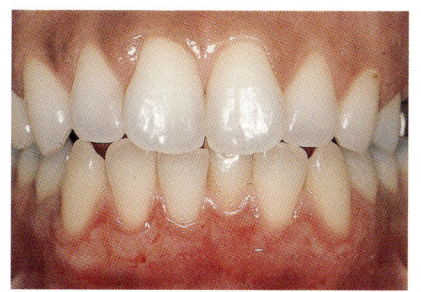

図7a　3日後．術後疼痛もなく良好に経過している．すでに上皮化が進んでいる．

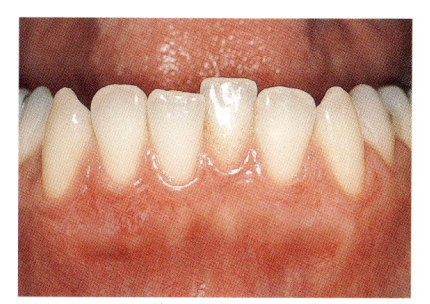

図7b　1週間後．ほとんど上皮で覆われ違和感なく良好であるが，一部治癒過程にある．

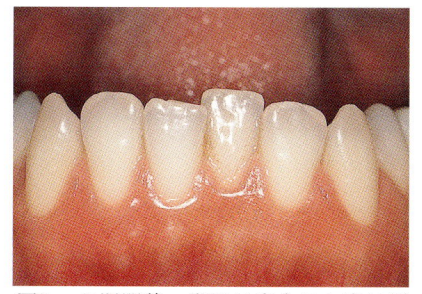

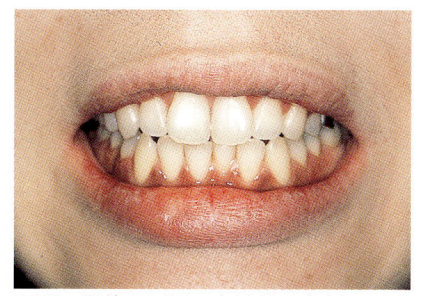

図7c　2週間後．術野は完全に上皮に覆われている．

図7d　術前の口元．上は歯の色が，下は歯肉の色が気になるというのもうなずける．

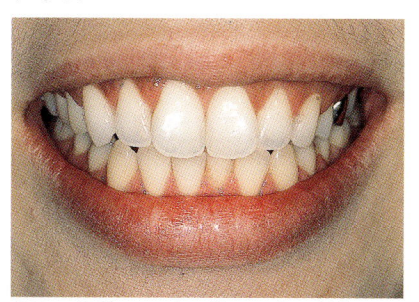

図7e　術後の口元．勢いのある笑顔．同じく疾病ではないのだが，5⏌のFCKの治療も希望された．

りと移動させる．レーザー光は骨面と平行に保持され，可能なかぎり，歯に向かないように移動させる．

⑥ファイバーは，上皮と真皮の間にもぐりこんでいく．カニューレが上皮の下に入るようであれば機械的に上皮をめくって作業を続行する．むりにレーザーのみで上皮をめくる努力は必要ではない．ピンセットなどではさんで浮遊した上皮を剥離する．

⑦蒸散面（上皮が剥離された面）にメラニン着色が残存している場合，さらに蒸散を加える必要はない．ただし，炭化が観察されるときはパラメーターを変更し，エネルギーを下げる（図6e）．

⑧着色が4度の場合，1回の手術ですべてを取りきろうとしないほうがよい．とくに歯根方向への蒸散を拡大すると副作用の出現の確率が増すため，歯冠側と歯根側の2回に分けてアポイントを行う．また，術前にリップラインとスマイルラインの限界を診査し，露出のない歯肉のメラニンに対しては，除去の必要性のないことを前もって説明しておき，除去範囲の確定を行っておくことで，むやみにレーザーを照射することを防ぐ．

⑨処置後に特に歯周パックなどの必要はない．本法で行えば，基底層にそった蒸散が行われるため出血も少ない．出血があるときは，滅菌ガーゼで圧迫止血を行う．

⑩術後指導を行い，帰宅していただく．本法は上皮層を介さず，直接メラニンに吸収されるため，エネルギーロスが少なく，効率良く作業が行われるとともに，レーザー光が周囲組織に拡散されることも少ない．また，骨面と平行にレーザー光が進むので，深部への影響も軽減され，安全性の高い術式であると考えられる．

術前処置・術中管理・術後管理

（図7a～e）

少なくとも歯周病変は原因の1つであるので，治療を終えておく．原因の除去を行うことと，術後感染を予防する意味もあり，口腔衛生指導も徹底されるべきである．4度の着色では，濃い着色部位の歯肉表層にプラークが蓄積されていることがよくある．術中は，疼痛管理を行う．必要に応じて麻酔を行え

ばいいが，血行を阻害しないように少量の麻酔で十分である．蒸散している組織の状態を常によく観察し，炭化のない蒸散をこころがける．レーザー光の直進方向に注意し，常にファイバー先端は蒸散する組織に接触させておく．ファイバー先端に付着したデブリスは滅菌生食水ガーゼで拭きとりながら作業を進める．ファイバー先端の劣化に注意し，必要であればクリービングを行う．術後は治癒するまでのブラッシング法を指導し，スパイシーな飲食物を避けてもらう．2～3日は接触痛がある．本法では術後の自発痛の出現は極めて少ない．ただし，痛みがないとは言い切れないので，必要とされれば鎮痛剤投薬を行う．全身疾患の状態で感染の危険性が高い場合は抗生剤の投与を通法に従い行う．

副作用と長期予後の安定

広範囲の蒸散，レーザー光の方向に注意が及ばず骨や歯へのエネルギーの蓄積，および過度のエネルギー量，あるいは歯周病変を残したままで処置を行ったりした場合，腐骨，歯肉のリセッション，知覚麻痺，歯髄壊死，歯根癒着，歯根吸収などの副作用が起こるので注意が必要である．診断を誤ってメタルタトゥーや，悪性黒色腫の蒸散を行えばそれなりの副作用が起こり，取り返しのつかないことになる．長期予後の安定には診査・診断に基づいた原因の究明と原因の除去が重要である．術式でメラニンおよびメラノサイトを完全に除去したと思っても原因が除去されないかぎり早期に再発する．約3か月で着色が見え始め，1年後にはしっかりもどってしまうということもあるので，原因除去を徹底したい．とくに喫煙は大きな因子であると思われる．

まとめ

Nd:YAGレーザーは本来の特性を最大限活用することにより歯肉メラニン沈着症処置に有効である．しかし，診査による鑑別診断と原因除去が思わぬ副作用や，再発を防止することと，安全に作業できる環境を作り出すことを忘れてはならない．

参考文献
1．山本眞：ザ・メタルセラミックス．クインテッセンス出版，東京，1981．
2．山本眞：器械測色と新しいポーセレンによる新しいシェードテイキング・システムとC.C.S.システムの提案－ヴィンテージハローC.C.S.システムの開発，QDT, 22 (1－4)，1997．
3．山本眞ほか：審美歯科の現在（後編）－歯冠色の科学を臨床にどう生かすか，ホワイトニングからデジタルカラーマッチングまで－，ザ・クインテッセンス，21 (8)，158-182, 2002．
4．深谷昌彦ほか：口腔外科診断学，書林，東京，1984．
5．高橋庄二郎ほか：標準口腔外科学，医学書院，東京，1985．
6．S.N. Bhaskar：バスカーの口腔病理学，書林，東京，1981．
7．永井茂之：Nd;YAGレーザー，デンタルエコー, Vol, 127, 2002．
8．永井茂之・小杉禎久：Er:YAGレーザーの臨床応用，ザ・クインテッセンス，20 (7)，2001．

Nd:YAG 歯周ポケット内照射

埼玉県川口市開業　篠木歯科
篠木　毅

はじめに

　歯周病に罹患していれば，ポケット内には程度の差はあっても何らかの炎症が生じており，炎症はやがて，腫脹や疼痛を伴うようになる．この炎症の原因となっている細菌の繁殖を抑制し，除去していくことが，歯周病治療の目標となり，そのために，プラークコントロール，スケーリング・ルートプレーニングによる器械的なポケット内清掃や，薬物の局所応用などが行われている．レーザーの歯周ポケット内照射の目的は，従来の方法と同じで，ポケット内の細菌を減らすことにある．
　本稿では，Nd:YAGレーザーを用いた歯周ポケットへの治療効果および問題点を症例とともに述べていきたい．

[使用したレーザー]

　Nd:YAGレーザー（ネオキュア7200　ソキア社：波長1064nm，最大出力7.2W，パルス幅90μsec，繰り返し数10～100pps，パルスエネルギー20～200mJ）
　このレーザー装置の特色は軽くて柔軟な320μm極細ファイバーが標準装備され，タービン感覚のペン型ハンドピースを採用している（図1）．また，患部冷却用エアをレーザーファイバーと同軸で供給しているため，優れたクーリング効果が得られ，患部への熱影響が軽減されている．
　実際，レーザーを使用する際は，チップ先端を加工し，エネルギーを先端に集中させたほうが，より切開効力が増す（図2）．すなわち，レーザー光がチップ先端で熱に変わり，チップ先端が高温になり，切開能力が高くなる（フォーカス照射）．さらにチップ先端からレーザー光は拡がっていくので，広範囲に照射される（デフォーカス照射）．

ポケット内掻爬例

[症例1：歯肉の腫脹　急性疼痛あり　予後良好例]

　下顎左側第一臼歯歯肉部に歯肉の腫脹がみられ，疼痛を訴える（図3a）．最大ポケット深さ6mm．腫脹した歯肉全体は比較的軟らかい．
　無麻酔下で，Nd:YAGレーザー1.6W，20pps，80mJで，ポケット内からレーザーを照射し，排膿させ，同時にポケット内掻爬も行った（図3b）．抗生剤の投与はしなかった．1週後　歯肉の腫脹が消失し，疼痛などみられない（図3c）．レーザーを照射することにより，効果的なポケット内の殺菌，掻爬が得られた．

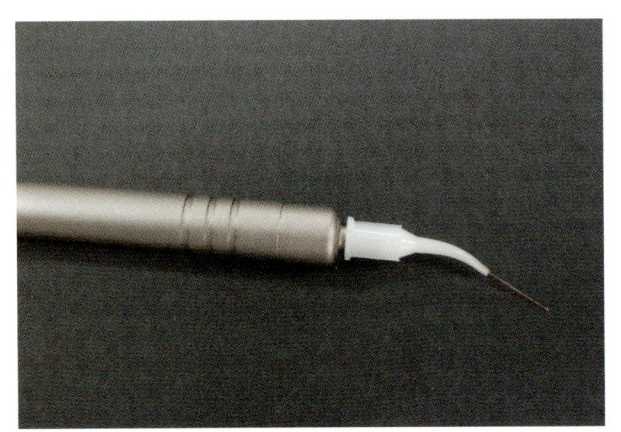

Clinical Approach：歯周治療

図1 Nd:YAGレーザーのペン型ハンドピース．320μmのファイバーがハンドピース内を通っている．

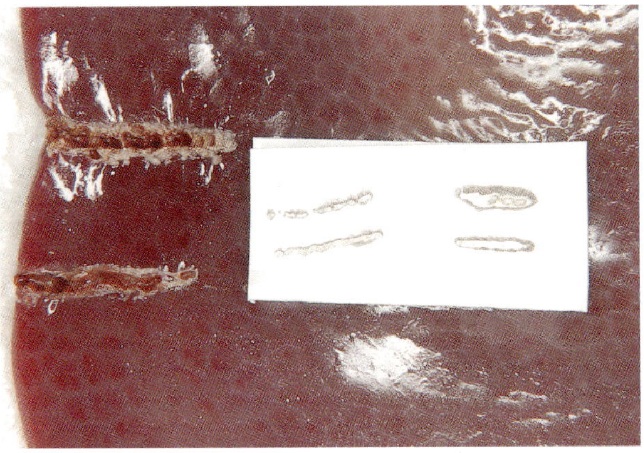

図2 加工前後のチップにおける切開軌跡（条件2W, 20pps, 100mJ）．左上：加工後のレバー切開軌跡．中上：加工後の照射軌跡；フォーカス照射．右上：加工後の照射軌跡；ディフォーカス照射．左下：加工前のレバー切開軌跡．中下：加工前の照射軌跡；フォーカス照射．右下：加工前の照射軌跡；ディフォーカス照射．

[症例1]

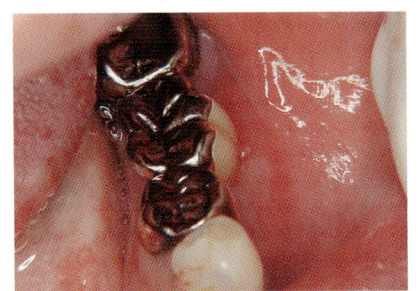

図3a 術前． 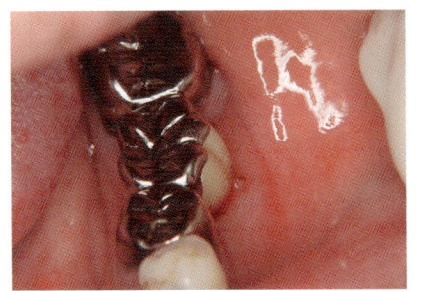　　*図3b* 術直後． 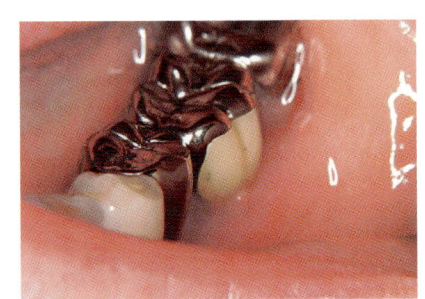　　*図3c* 術後1週．

[症例2]

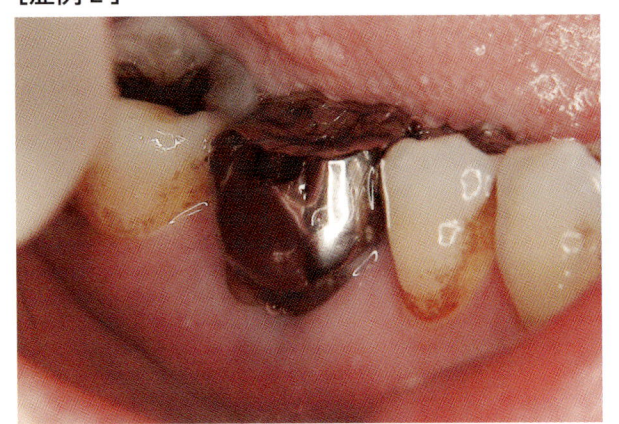

図4a 術前． 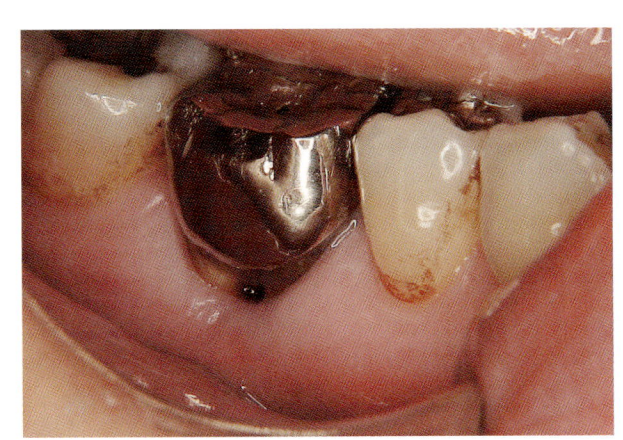　　*図4b* 術後2週．

[症例3]

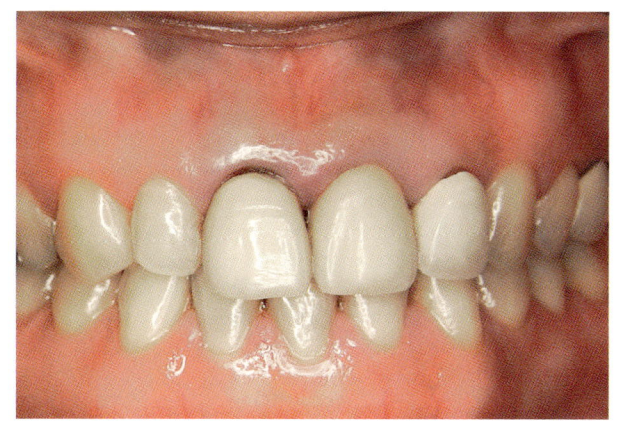

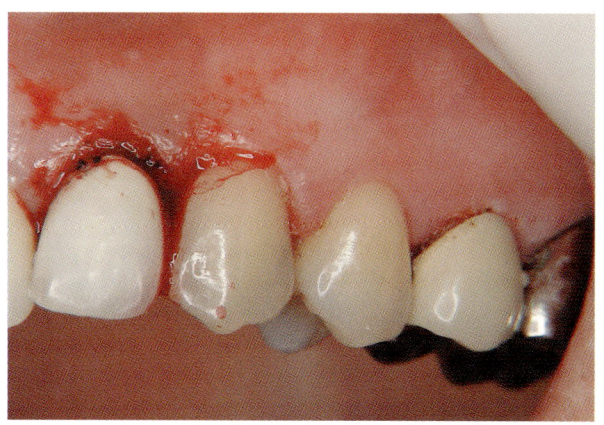

図5a 術前．

図5b 術後2週．

[症例2：歯肉の腫脹 慢性的な違和感 事後疼痛が生じた症例]

　下顎右側第一臼歯頬側歯肉部に腫脹および肥厚がみられ，慢性的な違和感を訴える（図4a）．最大ポケット深さ5 mm．無麻酔下でNd:YAGレーザー1.6 W，20pps，80mJでポケット内からレーザーを照射し，ポケット内の殺菌および搔爬も同時に行った．抗生剤の投与はしなかった．術後数日間，軽い疼痛が生じ，2週後辺縁歯肉の退縮がみられた．当該歯における歯肉の腫脹は減少していない（図4b）．

〈考察〉

　レーザーは，急性および慢性の歯肉の腫脹に対して効果がある．照射法は，できるだけ，手早く操作し，しっかりと排膿させる．同時にポケット内搔爬も行う．腫脹が大きく，歯肉が比較的軟らかいときは効果的である一方，歯肉が硬く肥厚しているときは，ポケット内照射だけでは即効的な効果が得られない場合がある．

　また，Nd:YAGレーザーのような組織透過型レーザーの場合は，歯周ポケット内での搔爬は，高温接触によるタンパク凝固が作用の主体となり，病変部組織の凝固によるポケット搔爬の効果は大きい．反面，その影響が深部組織にまで及ぶ可能性があり，とくにポケット内は直視できないことから凝固変性の程度をあらかじめ予測して使用することが要求される．術後において，疼痛が生じる場合は深部組織まで熱影響すなわち過度な搔爬により深部組織が熱変性を起こしている場合が少なくない．したがって，Nd:YAGレーザーは，レーザーの熱による為害作用を常に念頭におき，その操作には注意を必要とする．

Nd:YAGレーザー単独か超音波スケーラー併用か

[症例3：慢性的な歯肉の腫脹－Nd:YAGレーザー単独－]

　上顎左側側切歯，上顎左側犬歯に腫脹発赤がみられる．最大ポケット深さ5mm．

　ブラッシング時に出血がみられる．違和感を訴えるが，疼痛はない（図5a）Nd:YAGレーザーをポケット内に挿入し，2 W，20pps，100mJの条件で照射する．術後，疼痛など不快症状はなかったが，ポケット深さはかわらず，またポケット測定中に多量の出血がみられた（図5b）．

[症例4：慢性的な歯肉の腫脹－超音波スケーラー併用－]

　ポケット内の縁下歯石除去を超音波スケーラー（図6a）で行い，ポケット内の殺菌，乾燥をレーザーで行った症例である．

　下顎左側中切歯部に軽度な腫脹がみられ，歯肉縁下歯石および違和感が認められる．最大ポケット深さ5 mm（図6b）．

Clinical Approach：歯周治療

[症例4]

図6a　左：超音波スケーラー．右：Nd:YAGレーザー．

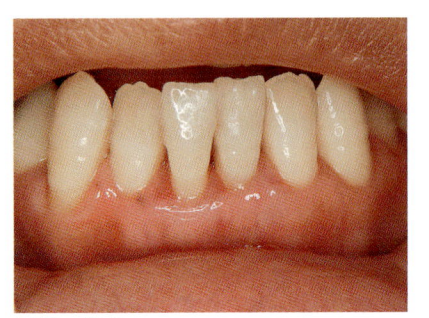

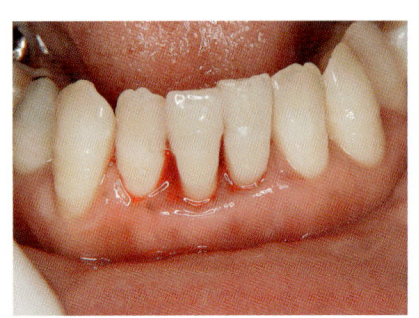

図6b　術前．

図6c　術直後．

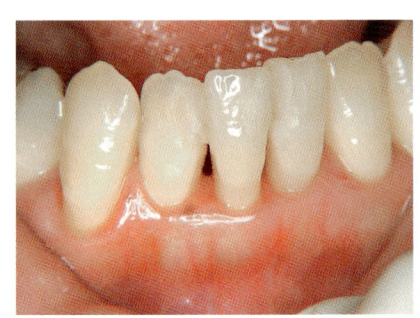

図6d　術後1週後．

　超音波スケーラーでポケット内の歯肉縁下歯石を除去したのち，無麻酔下でNd:YAGレーザーを1.8W，30pps，60mJの条件でポケット内に照射し，ポケット内の殺菌，乾燥を行った（図6c）．

　術後1週目には歯肉の腫脹が減少し，歯肉の退縮がみられ，ポケットの深さが約1mm減少した（図6d）．

〈考察〉

　Nd:YAGレーザー単独で歯周ポケット内の乾燥・殺菌を行った場合，術後ポケット深さはほとんど変化せず，出血がみられる場合がある．とくに，症例3のような歯肉縁下歯石を伴った症例では，Nd:YAGレーザー単独使用では効果が上がらず，レーザーを使用する前に，スケーリングなどの処置を行ったほうが効果的である．症例4のように歯肉縁下歯石が認められる場合，超音波スケーラーでスケーリングを行った後，ただちにポケット内に照射すると，歯肉の腫脹が減少し，ポケットの退縮が観察され，臨床的に良好な結果が得られる．

　Nd:YAGレーザーでは，歯石などの除去はできない．したがって，通常の歯周治療においては，超音波スケーラーを使用したのち，Nd:YAGレーザーでポケットに対する処置を行ったほうがよい．

まとめ

　Nd:YAGレーザーはそのファイバーの細さから，歯周治療におけるポケット内照射に用いられてきた．その目的はポケット内の乾燥，殺菌である．また，ポケット内の不良組織を掻爬することにより新鮮な組織の誘導が可能である．しかし，歯石除去やルートプレーニングなどの処置は不可能であるため，超音波スケーラーなどとの併用が重要になってくる．また，Nd:YAGレーザーはポケット内での操作性はよいものの，照射における熱のコントロールが難しいため，内縁上皮に過度な変性層を生じる場合がみられる．使用の際はレーザー光が一カ所に集中しないように，十分な注意を要する．

Nd:YAG 歯周治療への応用と成果について

東京都新宿区開業　佐藤歯科医院
佐藤正紀

はじめに

　医療用として用いられている多種のレーザーの中，当医院ではNd:YAGレーザーの特性である蒸散，殺菌，止血の効果を活かして，歯周病の治療で活用している．

　ネオキュア7200（ソキア社）は，ファイバーチップの先端が細く（320μm），歯周ポケット内に直接挿入することが可能であるので，SRP後等の創傷部の止血効果やポケット内の細菌の殺菌・蒸散効果により短期間において治癒が認められることが大きな特徴である．また，従来の歯周治療に伴う麻酔・外科的処置・投薬などの患者負担を軽減することが可能なうえに，疼痛緩和，組織の再生など良好な結果を得ることができたので，その症例を報告する．なお，照射条件は，いずれも15pps，100mJ，1.5Wである．

症例

［症例1：3̄舌側歯肉膿瘍　67歳，女性］（図1a～d）

　下顎義歯装着時に義歯のリンガルバーがあたり，義歯の装着ができず食事が困難であると訴え来院する．従来であれば，麻酔して切開という処置を行うのであるが，無麻酔下でレーザー照射を行った．このときに出血と排膿を認めた．1回目のレーザー照射で翌日より義歯の装着が可能になるほどに消炎し，予後は良好な状態を保っている．

［症例2：|2 3 びらん性歯肉炎　31歳，女性］（図2a～f）

　初診時，|2 3 付着歯肉，辺縁歯肉に発赤，腫脹が観察され，歯間乳頭部は増殖，剥離し排膿も認められた．ポケット値は6～7mm，全体的に縁下歯石の沈着が多く認められた．患者の都合により，初診より1か月後からレーザー治療を開始する．外科的な歯肉切除をすることなく，SRP，PMTCの後に10日間で4回のレーザー照射を行った．

［症例3：歯周病（＋顎関節症）］
①61歳，男性（図3a～h）

　臼歯部両側において咬合時の違和感を訴え来院する．また，左肩胛骨の痛みも同時に訴える．まず，全顎スケーリング，PMTCの後，4回を1クールとしてレーザー照射を行い，毎回咬合調整を行った．歯肉の回復はもちろんのこと，X線写真像においては，歯周組織の再生まで認められる（X線写真像はレーザー照射から3か月後のものである）．治療後，何でもよく嚙め，左肩胛骨の疼痛は消失し，また，咬合紙を嚙むだけでもあった嘔吐反射も消失した．

Clinical Approach：歯周治療

[症例1]

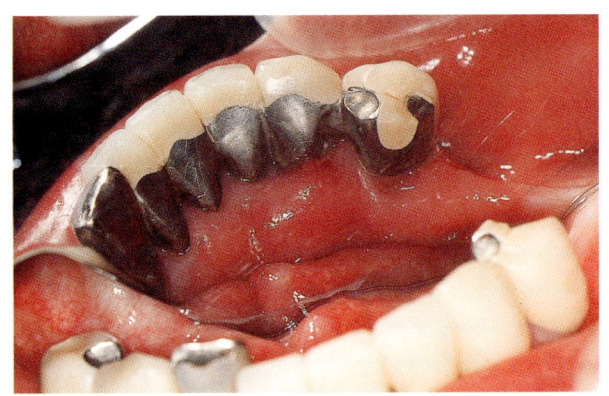

図1a 術前．

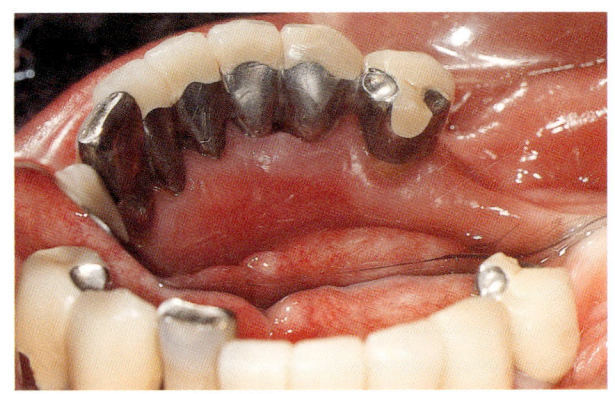

図1b レーザー1回照射後．

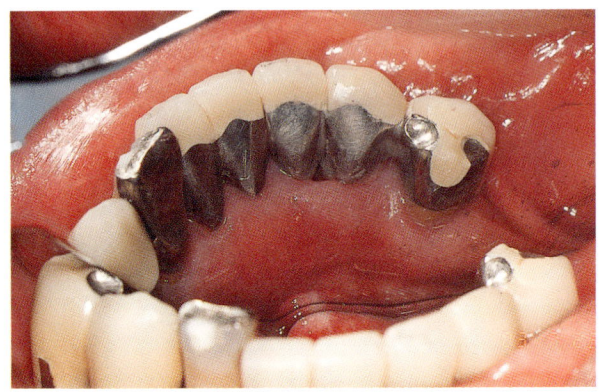

図1c レーザー2回照射後．

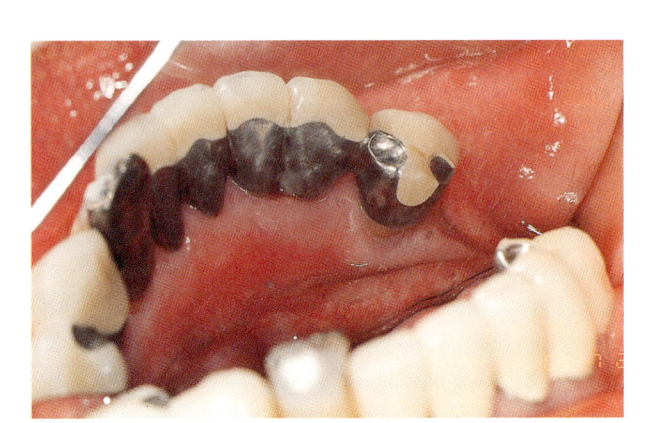

図1d 術後．

[症例2]

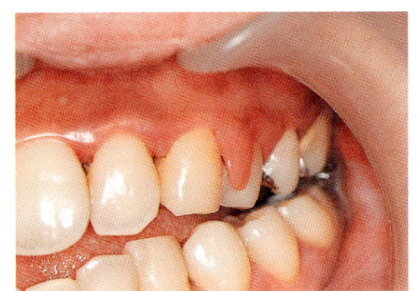

図2a 術前．

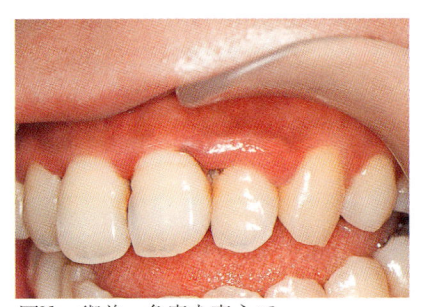

図2b 術前．角度を変えて．

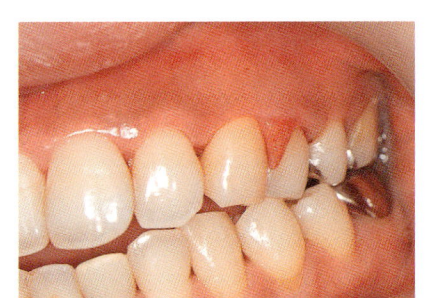

図2c レーザー2回目（1回目より3日後）．

図2d cと同じ．角度を変えて．

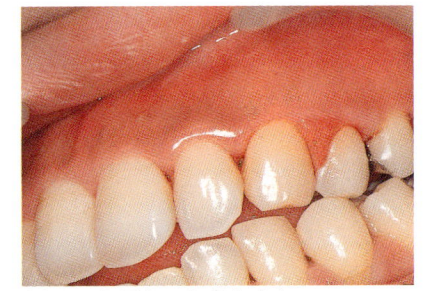

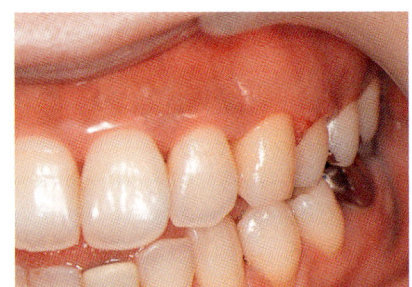

図2e レーザー照射4回目．

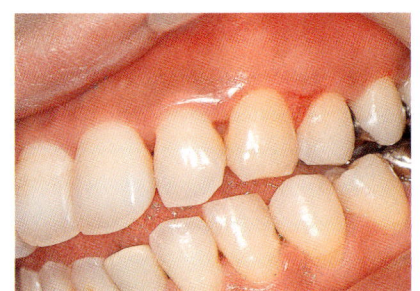

図2f eと同じ．角度を変えて．

[症例3-①]

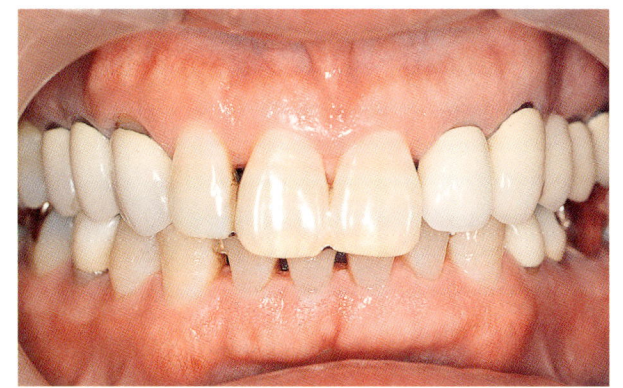

図3a　術前.

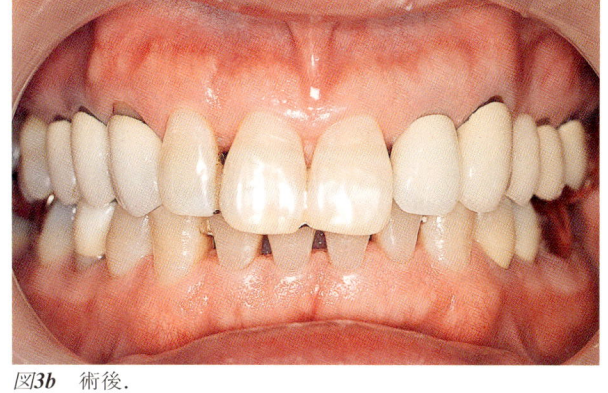

図3b　術後.

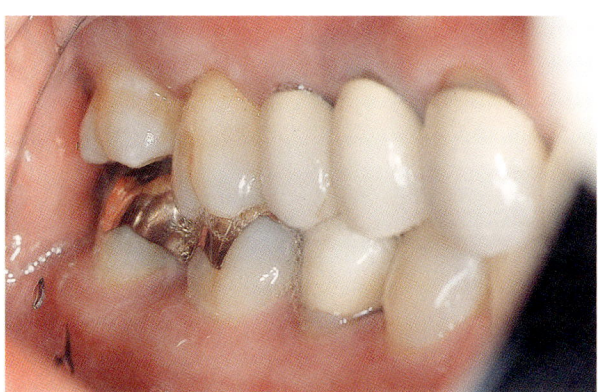

図3c　術前. 右側.

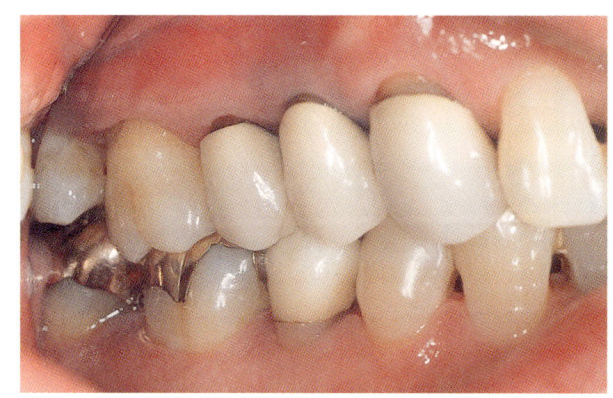

図3d　術後. cの部位.

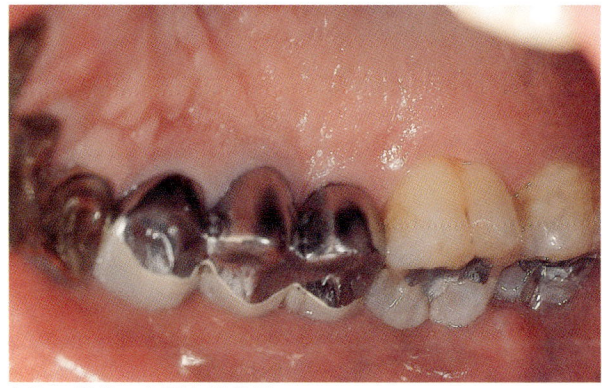

図3e　術前. 上顎右側舌側.

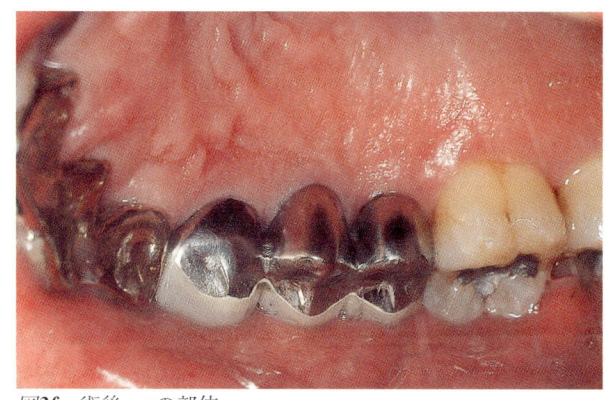

図3f　術後. eの部位.

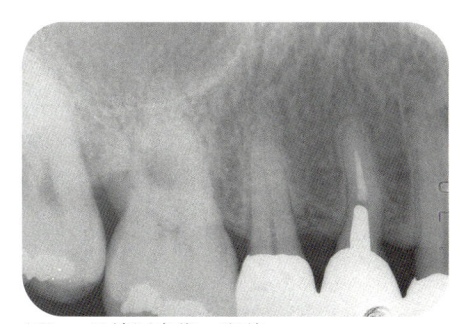

図3g　X線写真像. 術前.

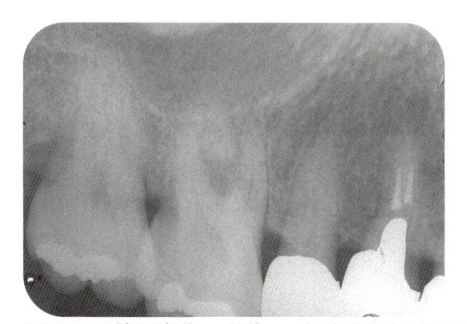

図3h　X線写真像. 術後. 6|D根周囲の骨の再生.

Clinical Approach：歯周治療

[症例3-②]

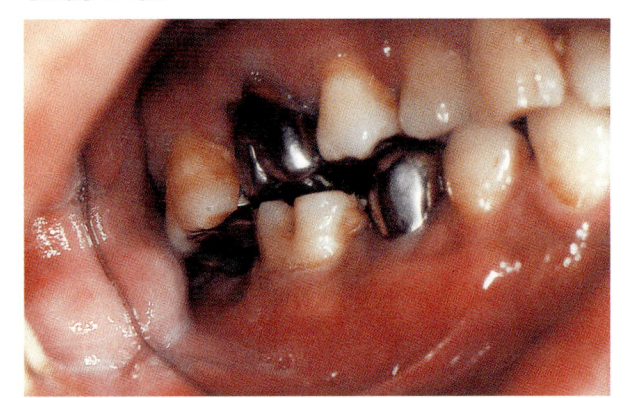

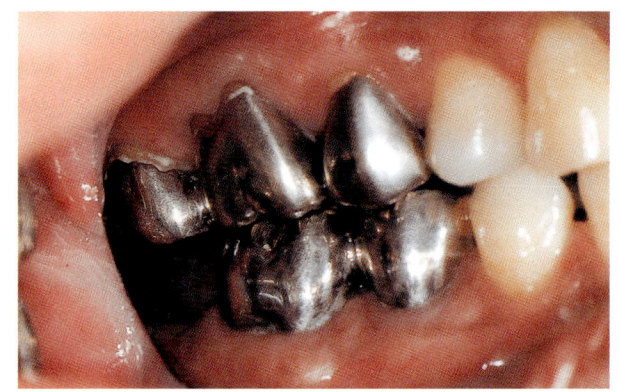

図4a　術前．右側．

図4b　aの術後．

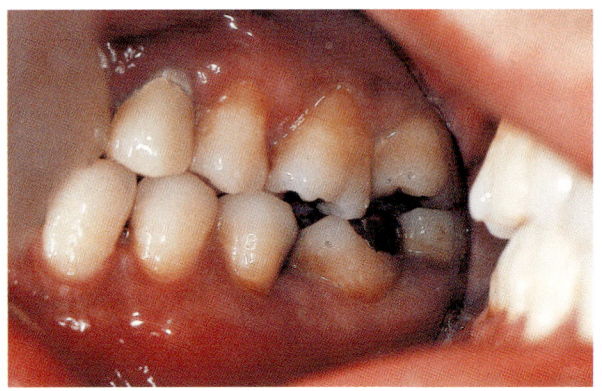

図4c　術前．左側．

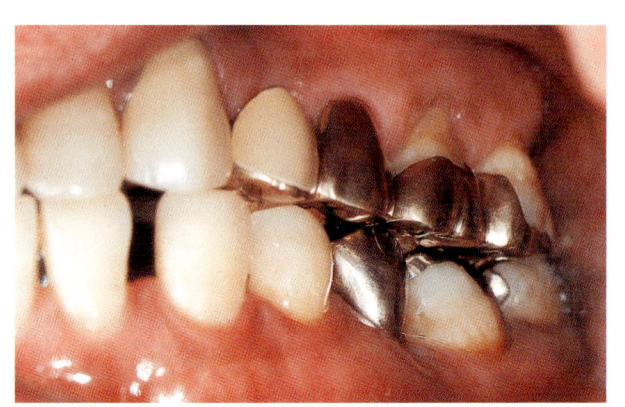

図4d　cの術後．

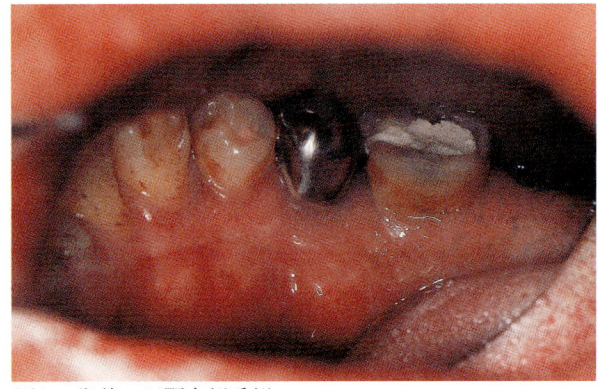

図4e　術前．下顎右側舌側．

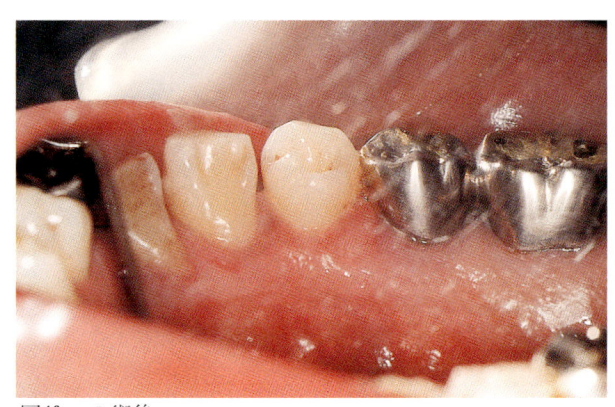

図4f　eの術後．

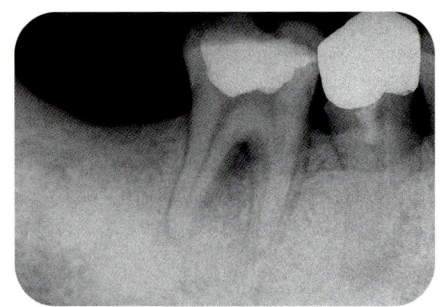

図4g　X線写真像．術前．

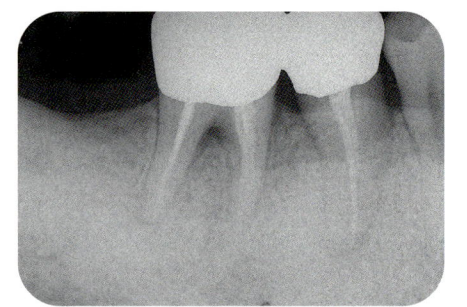

図4h　X線写真像．術後．6|分岐部の骨の再生．

②43歳，男性（図4a〜h）

6̲自発痛を訴え来院．腰痛があり，コルセットをしている状態であった．全顎にわたり歯周病が進行しており，ポケットは下顎前歯部を除き5〜7mmである．6̲においては動揺も認められた．臼歯部は欠損のまま放置して上顎は挺出，下顎は近心傾斜などバイトも安定しておらず，腰痛も噛み合わせが原因となっていると考えられる．全顎において，毎回咬合調整を行い，レーザー治療を1クール4回で行った結果，出血，排膿，動揺，口臭もなくなり，また安定した咬合を得ることができた．X線写真像は半年後のものであるが，明らかに歯周組織の再生が確認できる．また，腰痛においては，意識していなかったが治療途中でコルセットが不用になった．

まとめ

上記のように，従来の歯周治療に必要とされていた麻酔，メスによる切除という処置を行わずに治癒が得られ，術中，術後の疼痛もなく，また，処置に対する時間はかなり短縮される．そのうえ，明らかにアタッチメントゲインを得ることができる．

なお，当医院における歯周治療は咬合調整を重要視し，そのうえでレーザー治療をすることが多々ある．そのことにより，Nd:YAGレーザーの効果が一層増しているものと思われる．

Clinical Approach：歯周治療

歯周治療の中での臨床応用
－レーザーによるTiO₂のアブレーション法－

東京都調布市開業　医療法人社団　秀真会
玉置秀司

はじめに

「空がなぜ青いのか，夕焼けがなぜ赤いのか」この問いに皆さんは，すぐに答えられるだろうか．私も偉そうなことをいえた立場ではないが，一見，レーザーの治療に無関係に思えるこの問いにすぐに答えることができる人は，レーザーを簡単に理解できる可能性が高いと思う．とくに，レイリー散乱強度が波長の4乗に反比例するという法則を使って説明できれば，かなりの使い手になるのではないだろうか．つまり，レーザーも光なのだから，その考え方は同じ物理の知識が基本にある．光を扱う以上，ただあてずっぽうに使うのではなく，ある程度の物理的な知識は必要と思われる．レーザーの特性を可能なかぎり理解して，間違いを起こさないためにも，また，間違った知識をもとに，せっかくの有用な光を利用できないようなことがないように努力していきたい．

しかし，レーザーを理解できるようになったからといって，高額の治療機器であるレーザーを何種類ももつことは実際のところ難しい．私の場合，いくつかの種類のレーザーを使用して，結局，Nd:YAGレーザーを主に使うことになったのには理由がある．

それは，筆者が考案した酸化チタンのアブレーション法を使って，ほとんどの症例にレーザー光をコントロールして，処置できるようになったからである．そのあたりを中心にいくつかの臨床応用について述べていきたいと思う．

酸化チタンの安全性

1983年に食品衛生法施行規則の改訂時に，酸化チタン（*図1*）は食品添加物として認定されている．皆さんも粒ガムの白いコーティングの酸化チタンを食べていると思う．また，ハミガキペーストにも使われている．

酸化チタンは化学的にもきわめて安定な物質である．飼料，皮下注射，粉末吸入などの動物実験でも中毒症状はなく，経口投与しても発ガン性はない．

酸化チタンの種類

アナターゼ，ルチル，ブルカイト（ブルカイトは工業面での利用なし）がある．アナターゼとブルカイトは加熱によってルチルに転位する．アナターゼは915±15℃，ブルカイトは650℃以上でルチルに転位する．これは，不可逆反応である．

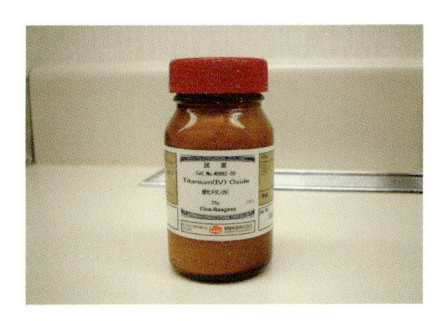

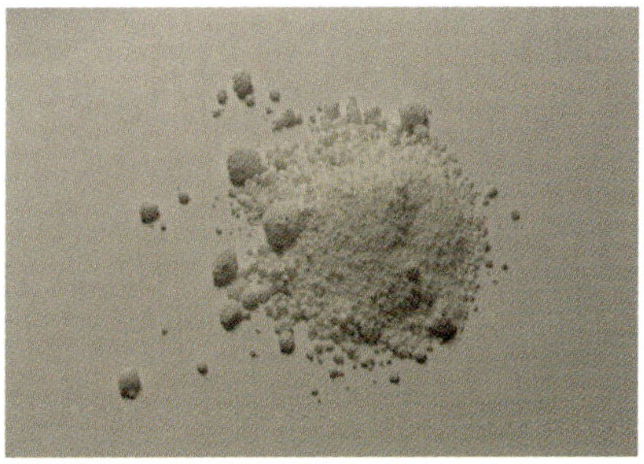

図1a 酸化チタン.
図1b ルチル型TiO₂.

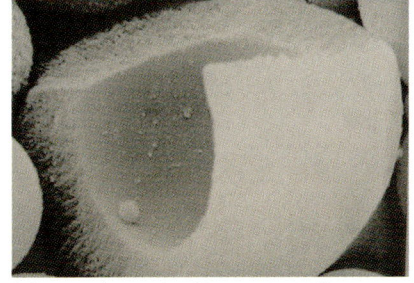

図2 マイクロカプセルのSEM像.
図3a 生体活性ガラス. 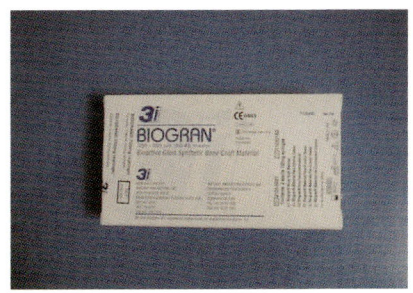
図3b シリンジに入った生体活性ガラス. 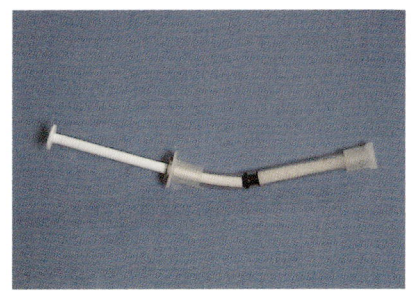

　複合粒子となると，芯粒子の表面に第2成分を被覆したもの，芯粒子を第2成分の内部に入れたもの，芯粒子と第2成分を粒子レベルで複合化したものなど，無数にある．また，マイクロカプセルとして利用できるものもある．

Nd:YAGレーザーの使い方

　Nd:YAGレーザーの使い方としては，そのままの光を用いる方法と，酸化チタンなどを励起することにより光だけでは得られない反応を利用する方法がある．まず，酸化チタンを使う場合であるが，大きく分けてみると，①粉体，②スラリー（粉体を液体と混合してドロドロの状態にしたもの），③エマルジョン（親水性付与効果をもたせるため，主に，シリカ処理した酸化チタンを用いる），④他のセラミックスなどとの混合粉体，などに分かれる．
　いずれの場合も，石英ファイバーの先端に密接に接触をさせてアブレーションを起こさせることは共通している（国内特許，国際特許出願中）．

1）粉体

　そのまま粉体の状態で使用する．酸化チタンだけを用いる場合，複合粒子といって，複数の成分が一つの粒子になっているものを使う場合，そして，他のバイオセラミックスなどと混ぜて使う場合などがある．
　懸濁法（鈴木油脂工業・産業技術工業研究所関西センター）を用いてマイクロカプセル化（図2）し，0.5～150μmの範囲の複合粒子にして用いる場合，カルシウムやケイ素などの使いたいものを含ませることができる．また，生体活性ガラス（図3），ハイドロキシアパタイトなどを分子プレカーサー法（工学院大学　佐藤光史教授）（図4～6）によりTiO₂で閉じ込めることが簡単にできる．粒子の直径もレーザー光の特性を生かす意味で重要になってくるが，その粒径も自由に作り出すことができる．粒径が光の波長（Nd:YAGレーザーの場合1064nm）より大きい場合は，幾何学的領域といって光の散乱効率は小さくなる．また，反対に粒径の直径が波長より小さい場合，レイリー領域となり散乱効率は小さくなる．そして，光の波長が直径と同じくらいの場合は，散乱効率は大きくなる．ただし，散乱の強度は粒子が小さくなると減少していく．粒子が波長の10倍より大きい場合は，前方に散乱する．ちょうど同じくらいのとき

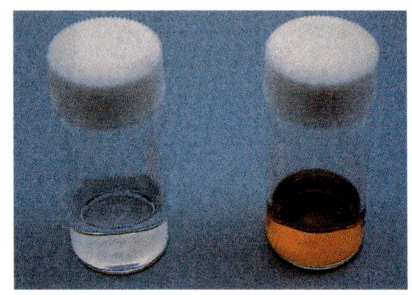

Clinical Approach：歯周治療

図4　分子プレカーサー法に用いる液体．

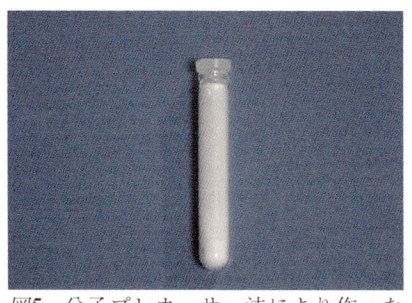

図5　分子プレカーサー法により作ったハイドロキシアパタイト．

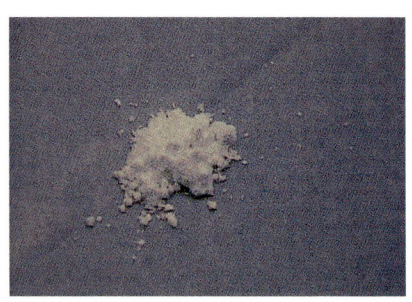

図6　TiO₂で被覆したハイドロキシアパタイト．

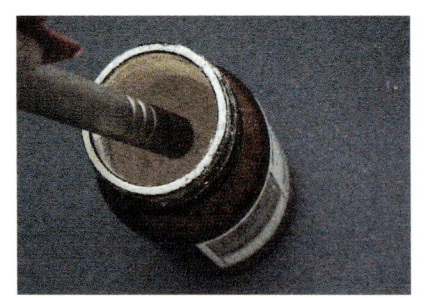

図7　石英ファイバーにTiO₂を付着しているところ（200mJ/10pps）．

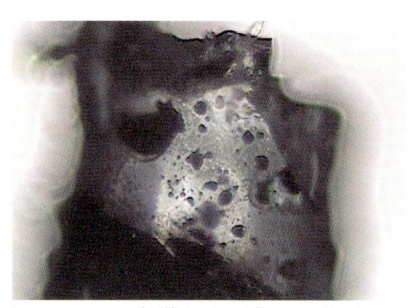

図8　TiO₂が付着した石英ファイバーの先端．

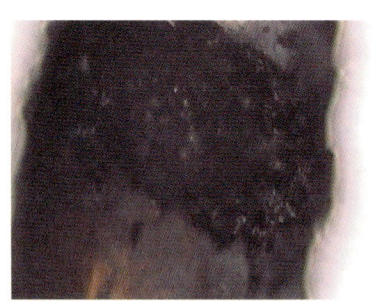

図9　TiO₂が付着した先端から少し下のところ．

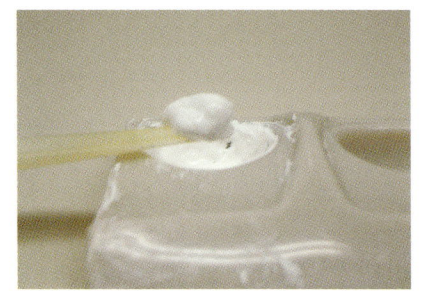

図10　TiO₂ペースト．

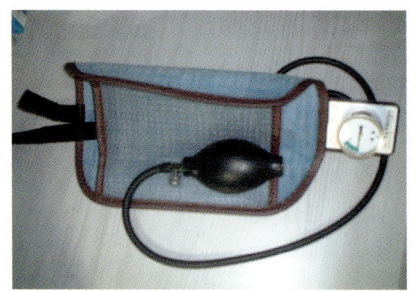

図11　輸液バッグを加圧するもの．

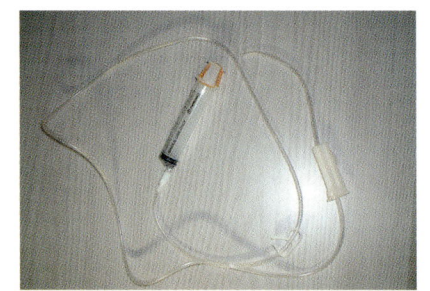

図12　エマルジョンを適量石英ファイバーの先端に流すシリンジ．

には，横方向への散乱割合が増加する．根管治療のときは，波長の半分ぐらいがよさそうである．

　実際には，乾燥した粉の状態で粒径が1μm以下だと，主にファンデルワールス力により粒子同士が付着している．そこにレーザーがあたると乱反射を繰り返し反応はよくなる．粉体の中に石英ファイバーを入れ，そのままの状態でレーザー光を照射して，先端に付着させる（図7〜9）．アブレーション時，明らかに目に見える光になる．材料は，ばらばらに原子，イオン，電子に分解し，プラズマ状態の可能性もある．

2）スラリー

　基本的には，1）の粉体をスラリー状にして用いる．粒子の濃度が低く液体の割合が多いと粘度が低くよく流れる．しかし，粒子の占める割合が30〜40％を超えると粘度が急に増加しペースト状（図10）になる．さらに粒子の割合が増すと硬くなりスラリー閉塞を起こすので，細い管を用いて，スラリーを流す場合は，濃度が低い状態での使用となる．空気圧で流す場合（図11）や注射筒にゴムをつけて（図12）ファイバー先端から出るレーザー光にあわせて使う．あるいは，先端が細くないシリンジでの使用となる．知覚過敏処置の場合，象牙細管がエナメル象牙境付近で1μm弱と思われるので，大体をこの大きさ以下の粒子は入りやすいと思われる．粒子同士が付着している場合は，水分をふくませてから，

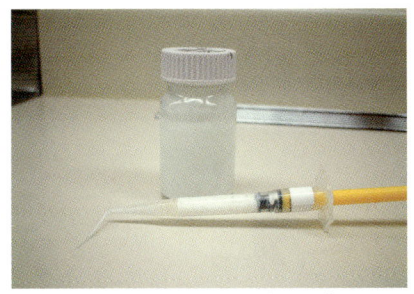

図13　スラリーやエマルジョンをシリンジに入れて用いる．

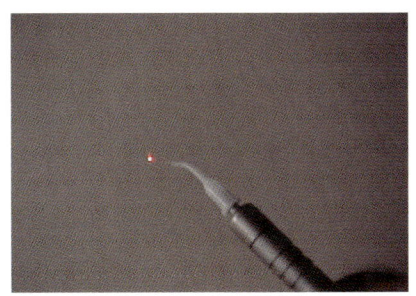

図14a　通常のレーザー照射時．

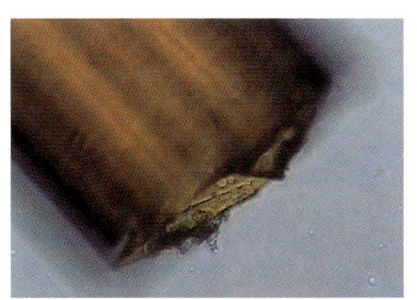

図14b　通常の石英ファイバー先端．

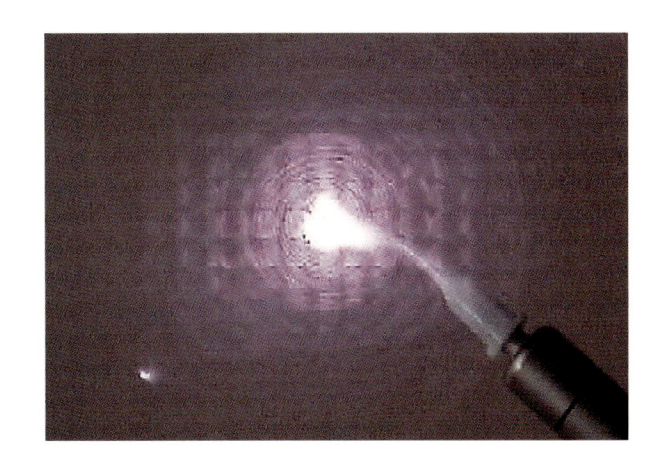

図15　TiO₂などで処理した後の照射時．

ガラス板などですり潰して細かくしてからの使用になる．

3）エマルジョン（図13）

　この場合，流れをよくして冷却や散乱をさせやすくするために，シリカ処理をする．多孔質シリカ層は親水性付与効果がある．また，アルミナ処理は親油性付与効果がある．Al処理とSi処理のバランスにより親油・親水性と媒質中の分散安定性が決まる．酸化チタンをそのまま用いると，ノズルの出口で粒子が凝集し，液架橋力により詰まってしまう．そこで，界面活性剤の作用機構による表面吸着基と立体障害分子鎖により，スラリー閉塞を起こさないようにする．閉塞を防ぐには分散剤を添加したりして使うことになる．酸化チタン粒子が液体中で凝集，固着しないで運動状態を保つことにより，アブレーション時，音響波を出しながら，一粒一粒が音速に近いスピードで細管に当たり，封鎖すると思われる（電気通信大学　西岡一　助教授）．

4）バイオセラミックスなどとの混合粉体

　バイオセラミックスには，生体活性のないbio-inert ceramics（アルミナ，ジルコニアなど）と生体活性のあるbio-active ceramics（バイオガラス，ハイドロキシアパタイト，A-Wガラスなど）がある．今回のアブレーション法では，主に，生体活性ガラスを使用する．ガラスはアモルファス状態で，酸化チタンを用いると（図14, 15）反応がかなり激しく起こる．生体活性ガラスの成分のうち，とくにCaOとSiO₂がポイントとなる．バイオガラスと骨とは，バイオガラス／SiO₂リッチ層／Ca-Pリッチ層／骨という構造で化学的に結合する．また，歯根膜由来細胞のALP（アルカリフォスファターゼ）活性，石灰化物形成を調べると，生体活性ガラスの遊離成分により歯根膜由来線維芽細胞のALP活性が上昇し，石灰化物形成が認められたという報告がある．歯周組織の再生誘導に重要な新生セメント質の形成ならびに上皮の深行増殖を抑制する可能性もある，とても優れたバイオセラミックスであると考えられる．さらに，生体活性ガラスの遊離成分のカルシウムとケイ素が歯根膜由来線維芽細胞の石灰化物形成に強く関与していることが知られている．バイオガラスは，骨内に

埋入されるとガラス表面からナトリウムイオンが溶出する．次にリン酸およびカルシウムイオンが表面に集まる．そして，水酸化アパタイトの結晶の生成となる．さらに，都合のいいことに，バイオガラス上では，線維性の細胞は増殖しにくく，骨原性細胞は増殖しやすいというデータがある．骨伝導能をもつシリカ層をもっており，体内で表面にアパタイトを形成して骨組織と結合することになる．

酸化チタンを臨床で使う場合が多いが，単独の使用が基本にあることはいうまでもない．そこで，Nd:YAGレーザーを治療に好んで用いる理由をあげてみると，以下のようになる．

①ファイバー導光による操作性の良さ：ポケット内への照射，ピンポイントの処置，ターボライターなどによる先端の滅菌が容易，生体深部まで導入できる．粘膜から根尖病巣部まで容易に貫通させることが可能．
②石英ガラスファイバーは波長1μm付近で最低損失である．近赤外光との相性がよい．
③SiO₂などのガラス成分が生体に安全で有効である．石英ファイバーもバイオセラミックスである．
④TiO₂のアブレーションによる各物質の組織への応用．セラミック，酸化チタンに対する作用を利用して間接的に生体に作用させる（無血切開，歯牙表面処理）．
⑤酸化チタンなど他の物質との反応を利用することで，ファイバーによる光の調節が容易にできる．
⑥生体の分光学的窓：700～1500nm付近の近赤外光のスペクトル帯は吸収が比較的小さいことがわかっている．つまり，散乱を受けながらも，比較的組織の深いところまで到達させることができる（組織侵達性は安全な特性の一つである）．光をそのまま使うと光侵達長が1～5mmなので（吸収係数が小さい）分散されて蒸散せずに局所において感染部分を壊死させる（蒸散には不利なところを利用）ことができる．歯周ポケット内の処置は，この特性を利用することになる．
⑦酸化チタンエマルジョンによる局所応用が容易にできる．
⑧赤血球と適度に反応（血小板の作用を引き出す）させ，術後の経過をよくするとともに，シアノアクリレート系接着剤の併用により縫合が簡単にできる．
⑨適度な熱作用によりコラーゲンのゾル-ゲル転換が起こる：歯肉，骨，象牙質はⅠ型コラーゲンが豊富に存在し，レーザーの熱により，コラーゲン線維を形成するペプチドの三重螺旋がばらばらにほどける．つまり，ゲルからゾルに変化する．そして，温度がもどるとまたゾルからゲルにもどり，部分的に三重螺旋になる（ゾル-ゲル転換）．このゾル-ゲル転換は，Ⅰ型コラーゲンで構成されている歯周組織にとってきわめて有効な変化と思われる．
⑩パルス発振である：照射時間が長いと熱拡散により周辺組織への熱影響が及ぶ．熱が拡散する時間（熱緩和時間）よりも短い時間でレーザー照射を行うという概念（selective photothermolysis）．
⑪レーザー吻合：直径が1～2mmの血管であれば，弾性線維がレーザーの熱により収縮し止血することができる．
⑫光熱的作用：臨床応用されているほとんどはこの光熱治療に入る．切開，面状除去，切断面の密着加熱接着．凝固治療（加熱によるタンパク成分や血液が凝固する性質を利用）組織接着，止血．病変部を過熱して病変組織を壊死させる（レーザーサーミア）．タンパク質が比較的低温（70度程度）で熱変性することを利用して凝固させる（適度な光熱的作用）．
⑬光音響的治療：歯石除去．酸化チタンエマルジョンなどを作用させることによりその衝撃波を発生させる．歯石に直接あてて，アブレーションと歯石の急速加熱による衝撃波（膨張波）を発生する．その反作用として歯石に圧縮波が働き破砕される．
⑭光化学的治療：ある種の光感受性物質は腫瘍親和性をもち，それを静脈注射し病変部に集めてレーザーを照射することにより腫瘍細胞を選択的に破壊する．考案した治療法は，セラミックなどに照

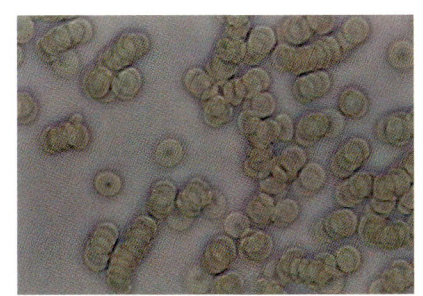

図16 赤血球.
図17 レーザーを照射して生乾きの状態. 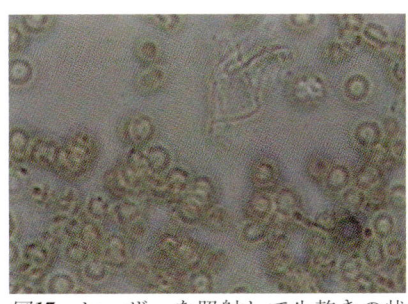
図18 レーザーを照射して表面が乾いた状態. 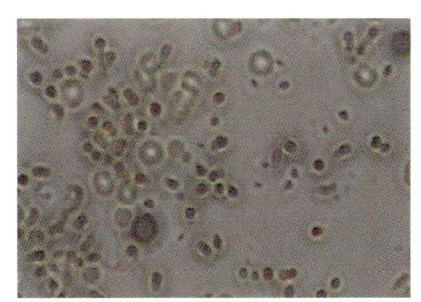
図19 bFGF. 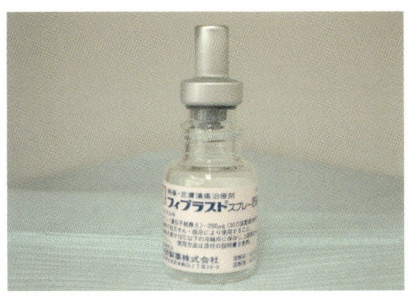
図20 マイクロカプセル. 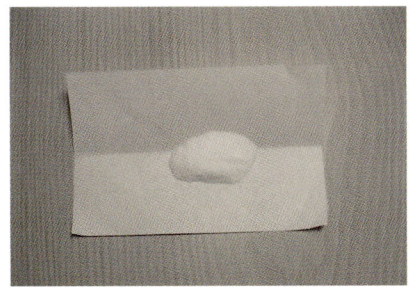
図21 外科用アロンアルファ. 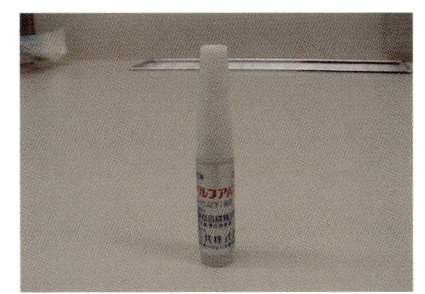

射してアブレーションを得ることによりその成分を有効に作用させようとするものである（物理的現象と化学的現象）．これにより，その強度を求めると生体親和性が減少するようなものでも，アブレーションにより利用するので強度は問題ない．アブレーションにより得られたセラミックスなどの分子，原子，イオンなどの働きが重要である．ある種のセラミックスにレーザー光をあて，有効な成分に分解し，石灰化促進などに用いると同時にゾル－ゲル転換などを有効に使って歯周組織の再生を行うものである（国内特許，国際特許出願中）．

具体的方法

① 酸化チタンスラリー：注射筒，圧縮空気，エアバッグ，ポンプなどにより注水する．
② 酸化チタンペースト：直接切開したいところなどに塗布する．
③ 生体活性セラミックとの混合粉体：主にTiO₂，生体活性ガラス粉体を混ぜて用いる．その他，ハイドロキシアパタイトなども混ぜて用いている．
④ ファイバー先端に付着させる：ファイバー先端に酸化チタンや生体活性ガラス，HAなどを付着させる．その後，アブレーションさせる．
⑤ そのままヘモグロビンに作用させる．図16は，レーザー光をあてる前の赤血球の状態．図17は，凝固しないように照射した状態で，ポケット内に照射するときは，この状態をつくる．赤血球が血小板膜表面に付着して成長因子の放出の妨げとならないようにする．図18は，熱により凝固（表面の色が濃くなる）したときの状態．主に，外科処置後，縫合してその隙間を塞いで，外科用アロンアルファなどを使える状態にする．
⑥ bFGF（塩基性線維芽細胞増殖因子：basic fibroblast growth factor）などをマイクロカプセルに入れ作用させる：bFGF（図19），マイクロカプセル（図20），血清を混ぜてポケット内に入れる．レーザーで周りを凝固させて外科用アロンアルファ（図21）でパック．
⑦ TiO₂と生体活性ガラスとbFGF血清を用いる：過去にやってきた方法の良いところを集めた方法．レーザーでTiO₂とBiogranの混合粉体を石英ファイバー先端に付着させる．ポケット内にも少量入れる．その後，ファイバーを挿入してアブレー

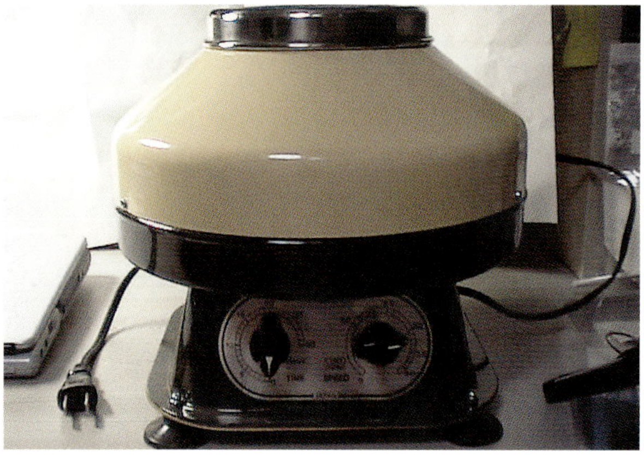

Clinical Approach：歯周治療

図22 遠心分離器．

ションさせる．そして，血清分離剤入りの真空採血管を用いて採血し，遠心分離器(図22)にかけて得られた血清をデカンテーションにより小さい容器に移す．その血清にbFGFを溶かし，それをシリンジで吸い取り，ポケット内に注入する．その後，レーザーで歯頸部を凝固させて外科用アロンアルファでパックする．この方法は，血清成分とbFGFが共存すると歯根膜細胞の増殖が約8倍になることを利用するものである．また，上皮細胞のFGFレセプター数はきわめて少なく，歯根膜細胞と歯肉由来上皮細胞のbFGFに対する反応性の差を利用する．つまり，bFGFによる歯根膜の再生を促すとともに上皮のdown growthは促進しにくいことを利用するものである．また，バイオグラスのカルシウム，ケイ素などの働きを利用し，さらに，コラーゲンのゾル-ゲル転換も関与しているのではないかと考えている．

症例

[症例1：ポケットが深い垂直性吸収　55歳，女性]

ヘミセプター(hemisepta)：一壁性骨欠損(図23a)．食片圧入および外傷性咬合が原因と思われる．ポケットが深く，大きく口を開いている．麻酔をして，TiO₂をアブレーションさせて，内縁上皮を軽く搔爬する．軽く出血をさせて，そこに，骨材(Bio-Oss 図23b)を血液と混ぜながらつめる．レーザーを照射して表層を凝固させ，接着剤(外科用アロンアルファなど)でパックする(図23c, d)．

[症例2：全周にわたって根尖部近くまでポケットが深く，全体が腫れていた症例　57歳，女性]

ファイバー先端にTiO₂を付着させ，衝撃波がでるようにアブレーションをポケット内で起こす．血液が，流れ出ないぐらいのほどよく湿った状態でとめる(図24a)．軟組織と硬組織の付着ができれば，注入骨という概念で歯槽骨の欠損を外科処置なしで再生することができる．図24bは，1か月後の状態で，歯肉がかなり引き締まっている．

[症例3：小帯の完全無出血切開　図25a]

酸化チタンペーストを使用．アブレーションを起こしながら切開する(図25b)(7歳，男子)．

[症例4：脳梗塞の患者　77歳，男性]

レーザー単独の抜歯(図26a)．先端を酸化チタンで処理したファイバーを用いる．あとは，血液を凝固させながら抜去(図26b)．無麻酔．

[症例5：ブリッジの支台歯の1つがフローティング状態　58歳，女性]

自費のブリッジで取りたくないとのことで，排膿しているポケットから酸化チタンとバイオグラスで処理した石英ファイバーを入れて，アブレーションを起こす．図27a, bは，現在の状態．

[症例6：フローティング状態の歯(5⎤)33歳，男性]

動揺がかなりあり，かなり強い痛みがあるので，本人は抜歯を希望していた．5年以上前の症例で，

歯周治療の中での臨床応用－レーザーによるTiO₂のアブレーション法－

[症例1]

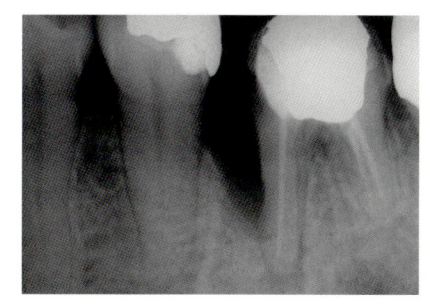

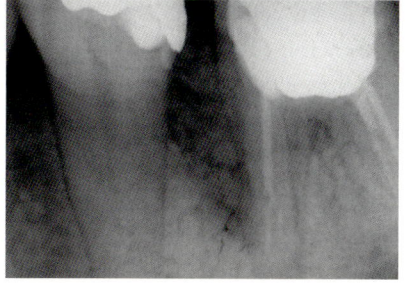

図23a ヘミセプター．
図23b 骨材を入れたところ．

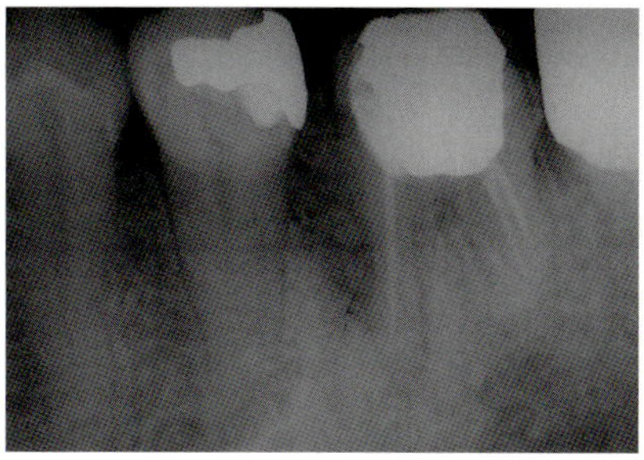

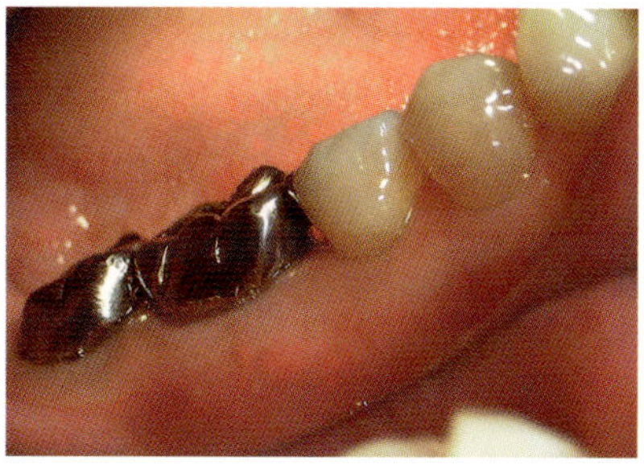

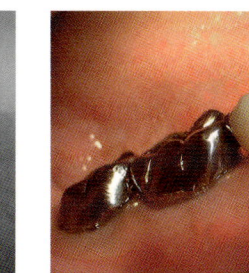

図23c 3か月後．
図23d 現在の歯肉の状態．

[症例2]

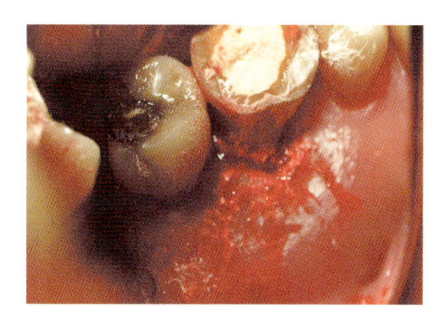

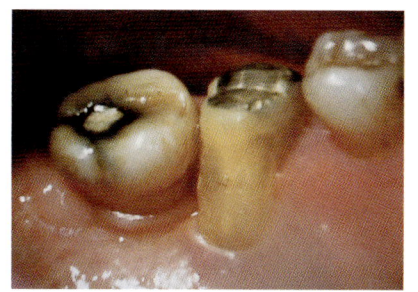

図24a ポケットが根尖付近まであり，動揺も垂直的，水平的にかなりある．発赤，腫脹も認められる．
図24b 歯肉が引き締まり，浮き輪のように歯を抱えている．歯肉は全周付着している．

[症例3]

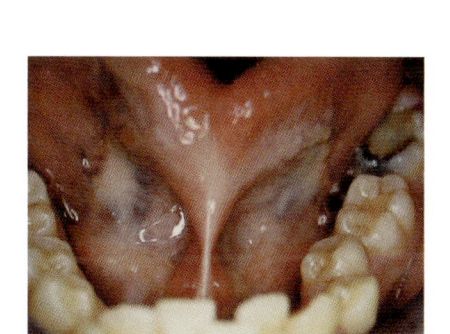

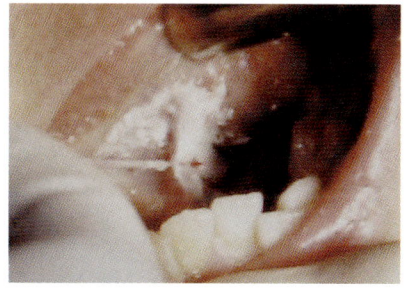

図25a 切開前の状態．
図25b TiO₂スラリーを塗布し，アブレーションにより切開．

[症例4]

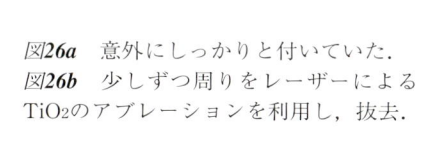

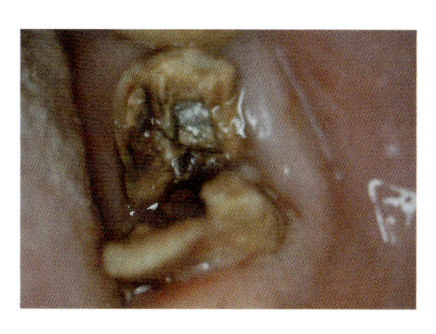

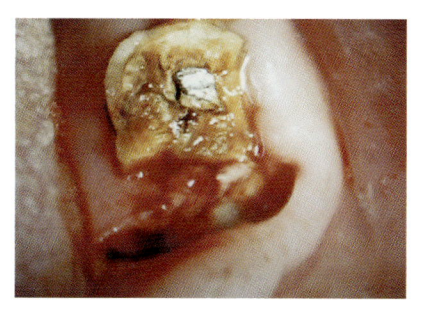

図26a 意外にしっかりと付いていた．
図26b 少しずつ周りをレーザーによるTiO₂のアブレーションを利用し，抜去．

55

Clinical Approach：歯周治療

[症例5]

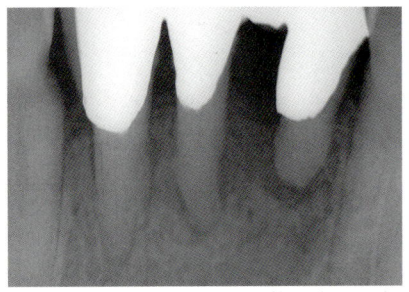

図27a　フローティング状態でもった根の周りにわずかに骨ができている．

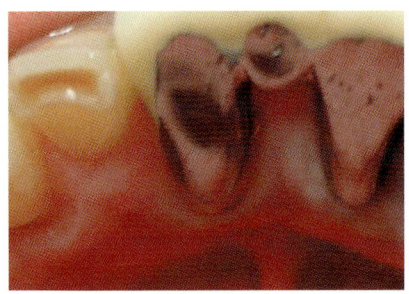

図27b　歯肉が引き締まり付着している．

[症例6]

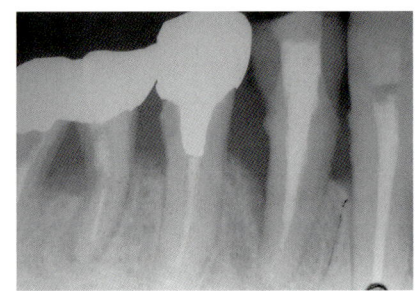

図28　全周根尖部まであった透過像がなくなっている．

[症例7]

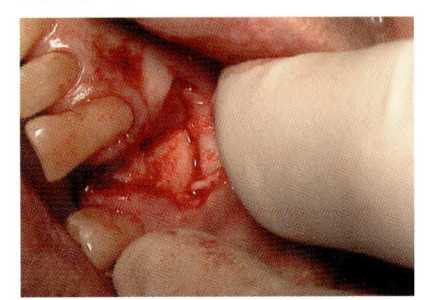

図29a　頰側の骨が失われている．

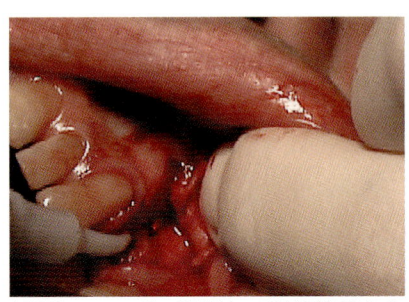

図29b　レーザー照射して湿潤状態を作る．

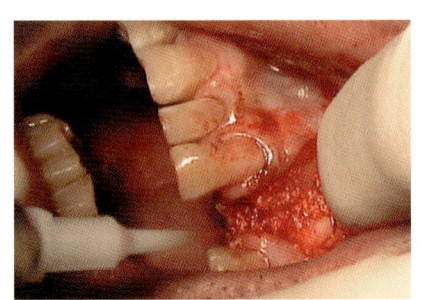

図29c　ハイドロキシアパタイトを入れて再度レーザー照射．

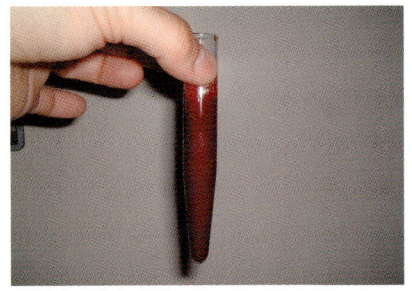

図29d　採血直後．

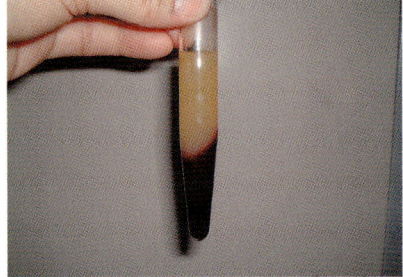

図29e　遠心分離後．

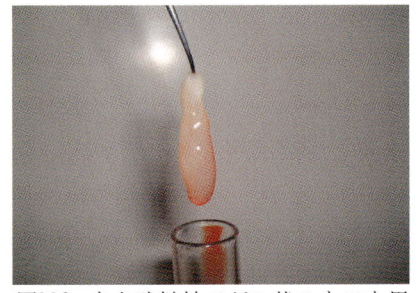

図29f　赤血球以外でゲル状のものを用いる．

現在は，骨が少しできて良好である．再発はしていない．ファイバーに酸化チタンを付着させて，ポケット内でアブレーション．ゾル-ゲル転換をねらって，少し熱を用いるため麻酔をしての処置．現在，垂直方向の動揺はなく，水平的にわずかに動揺があるが，生活するうえで何の問題もない（図28）．

[症例7：インプラント手術前の骨再生　72歳，男性]

頰側歯槽骨が失われている（図29a）．まず，切開剝離して，レーザー照射．骨材を入れて（図29b, c），再度レーザー照射．そのうえに，遠心分離して赤血球を除いた血漿（図29d～f）をのせる．その後，縫合してレーザーで凝固させたあと，外科用アロンアルファでパック．

[症例8：インプラント前の骨再生　35歳，女性]

歯槽骨が吸収していたので，人工骨にbFGFを混ぜて填塞し縫合（図30a）．レーザー照射して表面を凝固させた後，スーパーボンドでパック（図30b）．

[症例8]

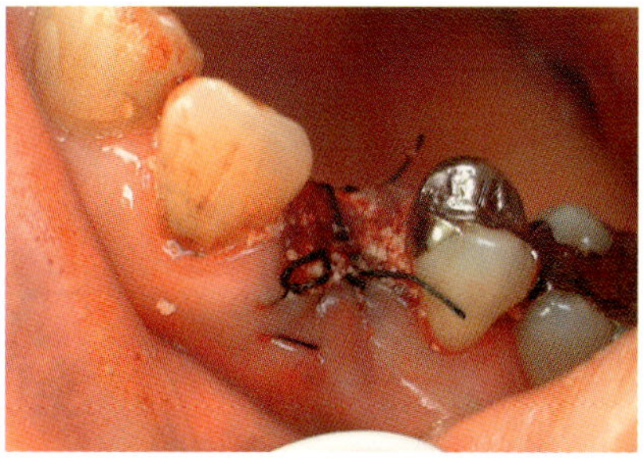

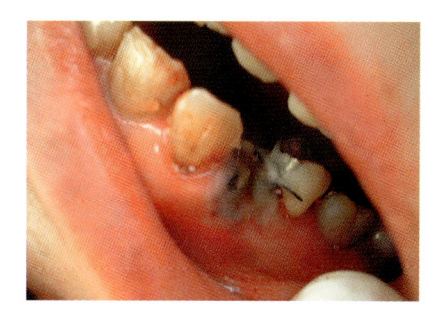

図30a ハイドロキシアパタイトを入れて縫合．
図30b スーパーボンドでパックする．

バイオマテリアルの歯周病への応用

　バイオマテリアルの選択は，直接生体に作用させるわけであるから，安全性にはいくら注意をしてもしすぎることはない．2大必須条件は，そのバイオマテリアルがもつ生体適合性と安全性である．とりわけ無毒性は，確実に確保する必要がある．レーザー光と激しく反応し，治癒もよいものがあるかもしれないが，こと生体に応用するのであるから，その安全性が確保されたものを用いることになる．バイオマテリアルを生体に用いたとき，アレルギー，発熱，慢性炎症，などが発生しない性質が必要で，その点を十分実証されたものを使用する姿勢が必要と思われる．

　通常，生体内にバイオマテリアルを使用した場合，表面の酸化，加水分解による材料の劣化，繰り返し応力による材料の疲労，破損，表面の磨耗，腐食（溶解）などに対する組織の反応などがある．レーザーアブレーションを用いる方法は，強度などは必要ないので，強度を増すと生体活性が落ちるということに悩まされることもない．逆に，レーザーによく反応して，アブレーションのとき飛び散ってくれるほうが好都合である．

まとめ

　レーザーによる生体活性ガラスのアブレーション法は，骨誘導能をもつと思われるが，それ以上に，従来の骨補塡材の欠点であった，歯周組織を誘導する能力にすぐれていると思われる．

　歯肉が付着してしまえば，あとは注入骨を入れることができる．そうすれば，術式はさらに簡単になると思われる．しかし，実際の臨床では，歯肉が引き締まった時点で，患者は何の問題もなく食事などができるので，それ以上はしないことがほとんどである．

　バイオマテリアルの応用は，医薬よりはるかに安全である．妊婦がバイオマテリアルを使用しても催奇形性物質が母体の血中に入る可能性はないと考えられている．TiO_2のレーザーによるアブレーション法は，これといって特別な技術を用いずに，さまざまな症例に応用できるものである．レーザーでないとできない治療法ともいえるであろう．

参考文献

1．筏　義人監修：バイオマテリアルの開発．シーエムシー，東京．
2．辻　薦：乳化・可溶化の技術．工学図書，東京．
3．宗宮，大野，金野，木村，角岡，松尾　編：セラミックスの機能と応用．技報堂出版，東京．
4．清野　学：酸化チタン．技報堂，東京．
5．岡田　宏・石川　烈・村山洋二監修：歯周病－新しい治療を求めて．先端医療技術研究所，東京．
6．大竹祐吉：レーザーの使い方と留意点．オプトロニクス，東京．
7．小原，神成，佐藤：レーザー応用光学．共立出版，東京．
8．末次，松本監修：歯科インプラント．先端医療技術研究所，東京．
9．インプラントジャーナル2002・11月号．
10．レーザーの生体効果と医学．財団法人　レーザー技術総合研究所，東京．
11．井上，高木，佐々木，朴：光化学Ｉ．丸善，東京．
12．川副，西澤：ニューガラス入門．工業調査会，東京．
13．日本化学会：光が活躍する．大日本図書，東京．
14．レーザーの科学．レーザー技術総合研究所，東京．
15．奥田，我孫子，石川，岡田，古賀，野口，村山：歯周病学最前線．日本歯科評論，東京．

Clinical Approach：う蝕治療

初期う蝕への応用 Nd:YAG

神奈川県厚木市開業　妻田ナンバ歯科医院
難波勝文

はじめに

1）日本の現状

　近年の厚生労働省発表の歯科疾患実態調査によると，乳歯の健全歯数は増加傾向にあり，永久歯は壮年期以後にう蝕の発生が増加している．

　これは歯周病における治療法の普及およびガイドラインの確立，再生療法の進歩，さらには口腔清掃の社会的認知向上等により歯の寿命が伸び，高年齢化社会を迎えている現在では，歯肉退縮による歯根露出を目にする機会が増え，根面う蝕が増加傾向にあるためである．

　歯根（象牙質，セメント質）は石灰化度が低いため，物理特性および耐う蝕性はエナメル質に劣り，口腔内への露出はう蝕罹患の間接的要因であり，治療となれば解剖学的形態や位置の問題から，治療器具のアクセスが悪く困窮することが多い．したがって，予防と再石灰化に配慮した臨床が重要となるであろう．

2）う蝕の科学

　近年のカリオロジーの進歩により，歯科治療の変革の波はすでにそこまで来ている．

　人体は細胞，分子レベルでのイオンの出入りの均衡を図ることにより，恒常性を保っている．歯もまたそうである．口腔内に萌出したときから脱灰―均衡―再石灰化のプロセスを繰り返し，形態的な恒常性が保たれている．脱灰は歯に付着した菌によって産生された酸が要因となり，歯質の酸性度の低下が長時間にわたり継続した結果，脱灰―再石灰化のバランスが崩れ，一方的にイオンの流出が起きることによって始まる．このメカニズムは，すでに広く一般にも知られたことであり，患者のデンタルIQが向上することで，う蝕についての対応が，早期発見早期治療から早期発見看護（観察および指導）へ，すなわち歯科医療はcureからcareの変革が必要となりつつある．

　従来までのう蝕予防法はフッ化物の塗布，洗口指導，イオン導入，3DSによる除菌，PMTCなどであったが，Nd:YAGレーザー照射による予防的処置法も，後述する効果を最大限に引き出すことにより，オプションとして加えることができると考えられる．

ノーマルパルスNd:YAGレーザーを硬組織に照射した場合

1）照射の目標

①歯質の脱灰進行抑制
②再石灰化による自然治癒の促進

③耐酸性の付与

２）照射した場合に期待されること

①患部の殺菌消毒
②ハイドロキシアパタイトの不定形化（耐酸性獲得）
③フッ素の吸収促進
④再石灰化の促進
⑤第二象牙質産生の促進
⑥う蝕病巣患部の選択的蒸散（色素選択性）

３）フッ素を併用した場合にさらに促進されること

①再石灰化
②結晶性の高いハイドロキシアパイトの生成
③フルオロアパタイトの生成
④抗菌酵素作用

　再石灰化は，そのプロセスから時間的要因のためすぐに結果を確認することができず，また患者によるセルフケアも欠くことのできない因子であり，従来行われてきた治療を積極的治療と位置づけるならば，それは消極的治療といわざるを得ない．しかし近年のWHOの研究では，う蝕の発生率とフッ素の普及率には相関関係があると言及されており，フッ化物の種々な形での適応がエナメル質および象牙質の溶解性を低下させ，再石灰化を亢進させることは疑う余地もない．

　すなわち再石灰化に寄与するミネラルの沈着速度はフッ素と相関関係にあり，再石灰化の速度は1000ppmのフッ素濃度の歯磨剤を３か月使用した場合，１日平均１～２μmのゲインと報告されており，回復には膨大な時間が必要となる．

　森岡らによるとレーザー照射による歯面耐酸性付与の条件は，歯面温度300℃以上に上昇し1000℃を超えないこと，亀裂の発生を防ぐため熱変性層の深さは30μm程度とすることである．これを満たす照射条件は，ノーマルパルスNd:YAGレーザーによる50J/cm^{2}の出力での照射であるとしている．また，Nd:YAGレーザー照射後フッ化物を作用させるとCaイオンの脱離が極端に少なくなり，APF塗布後レーザー照射した場合，深達するフッ素イオンに比較して約５倍の深達があることもわかっている．このことは，再石灰化の時間短縮さらには耐酸性の増強にもつながり，患者に依存される不確定要素を差し引いたとしても，レーザー照射によるう蝕予防処置は効果があると考えられる．

表面性状の視覚的変化

　Nd:YAGレーザーの出力と吸収剤（HYC，竹炭粉末）の違いによる歯の表面性状を電子顕微鏡により観察した．この研究は神奈川歯科大学保存学教室の寺中敏夫教授，岡田周策先生両氏の協力を得た．

　HYCに含まれているHY剤は抗菌性，プラーク抑制および抗酵素性を有し無機質の耐溶解性，石灰化，象牙細管の封鎖，軟化牙質の再石灰化を促進させる効果もある．一方，竹炭粉末はレーザー光の吸収に優れ，水分を容易に吸着するためハンドリングも良く，体内に入った場合でも問題が多くない．

１）エナメル質（平滑面）

　コントロールは20pps，100mJ，2.0W（ゴールドスタンダード）以下のパラメーターであれば，エナメル質表面が多少の脱灰状態であってもその表面性状に変化は認められない．

２）HYCと竹炭粉末（黒色色素）を塗布したエナメル質（平滑面）

①10pps，60mJ，0.6W，1secの場合

　HYC塗布の試料はメルティングのみで蒸散の痕跡は認められなかった（図1, 2）．

　黒色色素塗布の試料は境界が認められる蒸散痕が認められる．メルティングは蒸散部位の中心に認められる（図3, 4）．

②10pps，100mJ，1.0W，1secの場合

　HYC塗布の試料は蒸散およびその周囲にメルティングエリアが認められる（図5）．

　黒色色素の試料は境界明瞭な蒸散痕および周囲にメルティングエリアが認められる（図6）．

③20pps，100mJ，2.0W，1secの場合

　HYCの試料では②の条件よりもさらに広範囲高深度の蒸散およびメルティングが認められた（図7）．

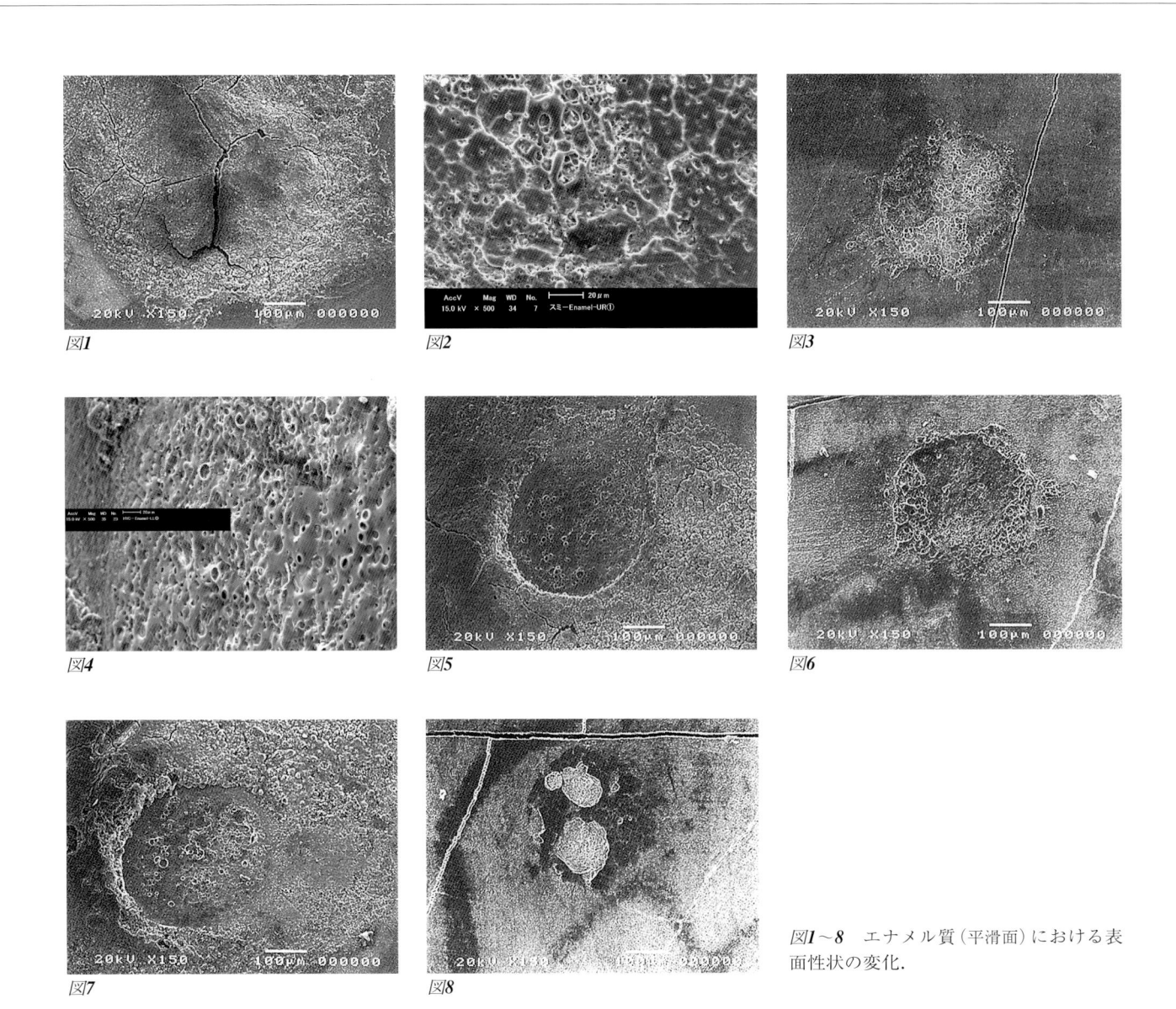

Clinical Approach：う蝕治療

図1

図2

図3

図4

図5

図6

図7

図8

図1〜8　エナメル質（平滑面）における表面性状の変化．

　黒色色素の試料では明瞭で小さく深い蒸散痕のみが認められた（図8）．

3）象牙質（根面）

①10pps，60mJ，0.6W，1secの場合

　コントロールの試料はわずかなメルティングの痕跡が認められた（図9）．

　HYCの試料では境界不明瞭なメルティングエリアが認められたが蒸散痕は認められなかった（図10, 11）．

　黒色色素の試料では境界明瞭な蒸散痕が認められその周囲にメルティングが認められた（図12, 13）．

②20pps，100mJ，1.0W，1secの場合

　コントロールの試料はメルティングおよびかすかな蒸散痕が認められた（図14）．

　HYCの試料では境界不明瞭な蒸散痕と周囲にメルティングが認められた（図15）．

　黒色色素の試料では境界明瞭で深度のある蒸散痕が認められた（図16）．

③20pps，100mJ，2.0W，1secの場合

　コントロールの試料ではメルティングおよび蒸散痕が認められた（図17）．

　HYCの試料では境界不明瞭な蒸散痕と周囲にメルティングが認められた（図18）．

　黒色色素の試料では境界明瞭で深い蒸散痕が認められた．メルティングは確認できなかった（図19）。

初期う蝕への応用

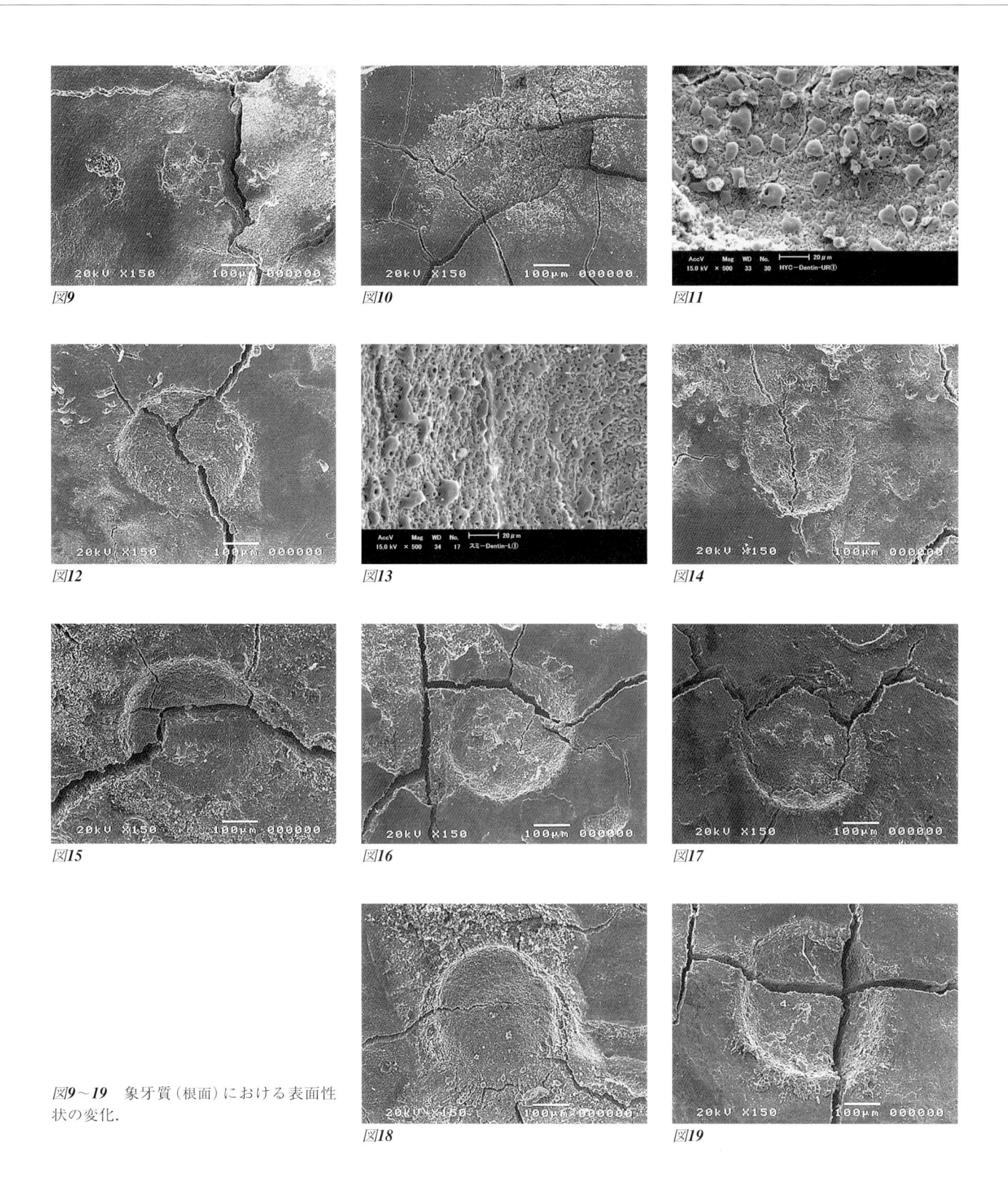

図9

図10

図11

図12

図13

図14

図15

図16

図17

図9〜19　象牙質（根面）における表面性状の変化.

図18

図19

61

表1

エナメル質 （平滑面）		蒸散	メルティング
10pps	コントロール	−	−
60mJ	HYC	−	＋
0.6W1sec	黒色色素	＋	＋
10pps	コントロール	−	−
100mJ	HYC	＋	＋
1.0W1sec	黒色色素	＋	＋
20pps	コントロール	−	−
100mJ	HYC	＋＋	＋
2.0W1sec	黒色色素	＋＋＋	未確認

表2

象牙質 （根面）		蒸散	メルティング
10pps	コントロール	−	−
60mJ	HYC	−	＋
0.6W1sec	黒色色素	＋	＋
10pps	コントロール	＋	＋
100mJ	HYC	＋	＋
1.0W1sec	黒色色素	＋＋	未確認
20pps	コントロール	＋	＋
100mJ	HYC	＋	＋
2.0W1sec	黒色色素	＋＋＋	未確認

黒色色素とHYCの効果についての考察

　黒色色素にレーザーを照射した場合は境界明瞭な照射痕を認める．これはレーザー光の吸収効率がよく急速に反応が進み，爆発により機械的な歯質の蒸散があるためと考えられる．出力を上げた場合は溶融の確認ができない．

　HYCにレーザーを照射した場合は境界不明瞭，すなわち照射痕の周囲に溶融部分を認める．これは黒色色素より吸収効率が悪く緩徐に反応が進み，広範囲に溶融的な歯質の蒸散があるためと考えられる．

　このような効果の違いは吸収剤の熱蓄積容量の差と考察するが，今後さらなる研究が必要であろう（表1, 2）．

　歯におけるう蝕の部位は①裂溝，②平滑面，③根面に大別される．その各々に初期う蝕の予防，進行停止，除去を目的としたレーザー照射のパラメーターを考察する．

①**裂溝**：初期う蝕の除去，進行停止を目的とした場合HYCよりフローがよく蒸散も深度があり照射エリアの反応も小さい黒色色素を用いるのが望ましい．出力はう蝕の深度にもよるが，照射痕周囲のメルティングの状態を加味すると10pps，100mJ，1.0Wを筆者は使用している．初期う蝕の予防を目的とした場合，多数のマイクロクラックを誘発する出力が望ましく蒸散は不必要なので10pps，60mJ，0.6Wを用いる．ノーマルパルスNd:YAGレーザーの耐酸性付与のゴールドスタンダードは50mJとされているが，ネオキュア7200を使用した場合は計算上15pps，40mJで垂直に接触させ照射した場合と同じになる．筆者の場合は熱蓄積を防ぐため10ppsを用い，さらに補助冷却を併用しているので60mJの設定としている．手技と効果は熟練度に依存される部分も多い．

②**滑面**：初期う蝕の除去，進行停止を目的とした場合は裂溝の場合と反対にフローのないほうがよくHYCを用いるのが望ましい．またHYCは黒色色素と比較して照射の影響が広くなるので平滑面う蝕には適していると考える．出力は10pps，100mJ，1.0W～20pps，100mJ，2.0Wを使用している．初期う蝕の予防を目的とした場合はHYCと10pps，60mJ，0.6Wを使用している．

③**根面（象牙質）**：初期う蝕の除去，進行停止を目的とした場合はエリアを極力限定し蒸散するため黒色色素を用い蒸散深度が深くない10pps，100mJ，1.0W以下が望ましい．初期う蝕の予防を目的とした場合はやはりHYCを用い，メルティングを目的とし象牙細管の封鎖性を高める10pps，60mJ，0.6W以下が望ましい．

臨床診断とレーザー照射の効果判定

　従来Nd:YAGレーザーを歯質に照射した場合その

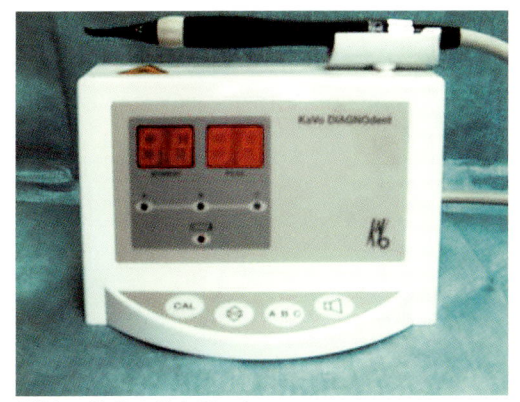

図20　ダイアグノデント.

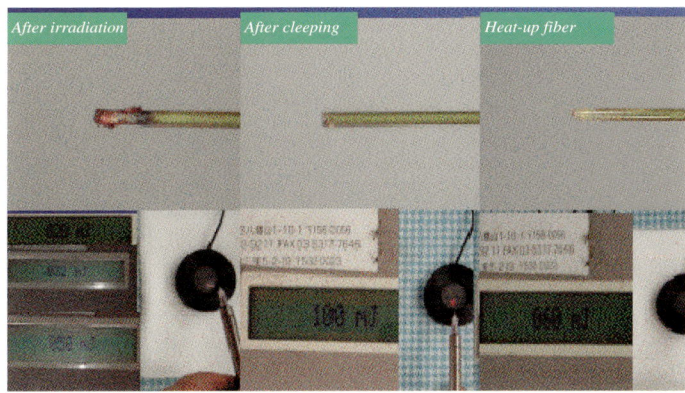

図21　ファイバーの先端情況により異なる出力．左上：レーザーを照射後ファイバーの先端は照射部位と照射条件によっては消耗する．左下：それにより照射出力は半分以下になることが多い．中上：先端をクリーピングした状態．中下：出力は100パーセント．右上：先端をトリーマーにより加工した状態．右下：約70パーセントの出力.

図22　先端条件および接触条件による出力差．左上：クリーピング後垂直に接触している状態．右上：クリーピング後側方接触している状態．出力は約30パーセントに減弱．左下：先端加工後垂直に接触している状態．出力は約40パーセントに減弱．右下：先端加工後側方接触している状態．出力は約30パーセントに減弱.

効果を患者に見せることは困難であった．しかし，近年開発された半導体レーザー（655nm）を用いう蝕深度を客観的に計測可能なう蝕検知装置ダイアグノデントを使用すると，初期う蝕の除去，進行停止，予防を目的としたNd:YAGレーザー療法の臨床的う蝕診断とレーザー照射の効果判定を行うことができる（図20）.

これによりう蝕の変化すなわち脱灰－再石灰化の数値化ができ，視覚に訴えた予防処置が可能となり，患者導入さらには継続的管理を行いやすくすることができる（図21, 22）.

実際ダイアグノデントの数値が高いう蝕にレーザーを照射すると照射直後に数値の減少が認められることが多いが，予防を目的とした場合照射後時間間隔をとった条件での数値の低下が望まれる．筆者は臨床基準を次のようにしている.

0～14：処置の必要は認められない.
15～20：予防処置を勧める.
21～30：リスク判定を伴った上での予防処置もしくは保存修復治療を勧める.
30以上：基本的には保存修復治療を勧める．プラークや歯石にも反応するため十分な清掃後が望ましく，測定値のばらつきもあるので2～3回測定の平均を当てはめることが理想的である.

したがって設定したパラメーターどおりの効果を期待する場合条件を整える必要がある.

Clinical Approach：う蝕治療

[症例1-① 裂溝：初期う蝕の除去，進行停止]（図23a〜j）

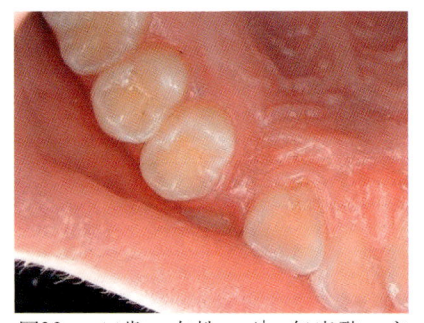

図23a 14歳，女性．4⏋，無麻酔．主訴：カリエストリートメント．特記事項：矯正治療希望．術前：近心の裂溝に表面が粗糙な白濁を認める．DD値32（ダイアグノデント）．

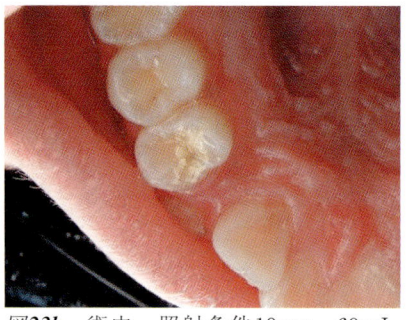

図23b 術中．照射条件10pps，60mJ，0.6W．非接触．320μファイバー．吸収剤（HYC）＋フッ素．補助冷却（バキューム，エアシリンジ）．

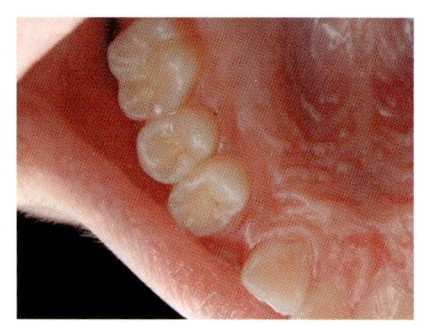

図23c 術後1．照射後近心に黒色点を認める．DD値15．

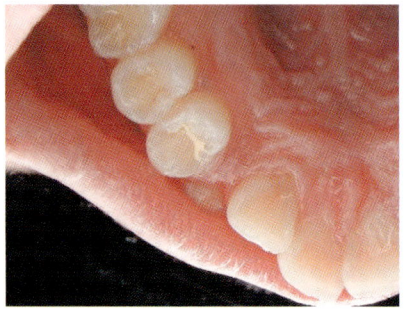

図23d 術後2．照射面をHYCにより仮被覆．

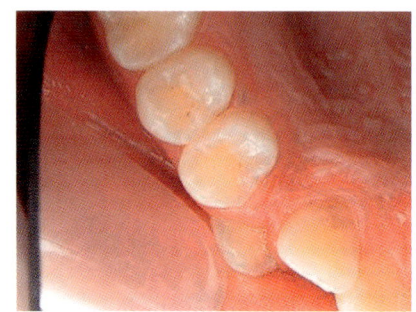

図23e 術後1か月後．所見：近心の黒色点は変わらず．DD値20．

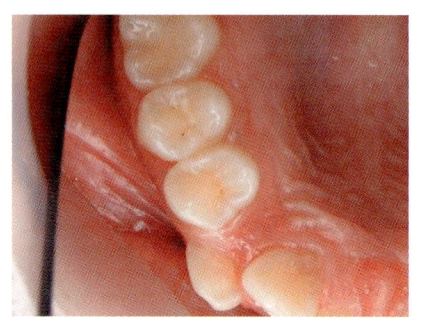

図23f 術後2か月後．DD値17．所見：初診時よりDD値は低下しているが実質欠損が認められる．

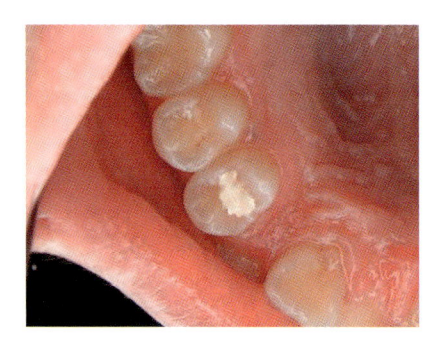

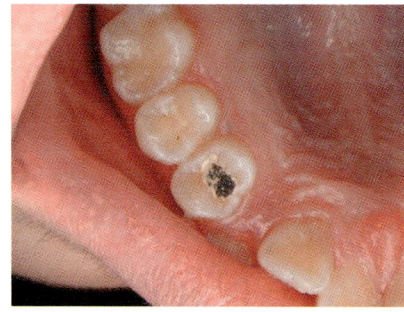

図23g｜図23h

図23g 再度HYCを塗布．
図23h 再照射．照射条件10pps，80mJ，0.8W．接触．320μファイバー．吸収剤（HYC）．補助冷却（バキューム，エアシリンジ）．

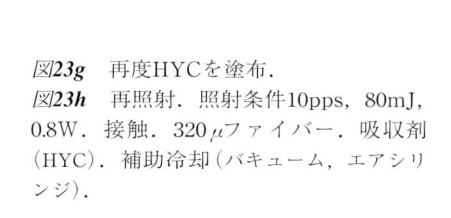

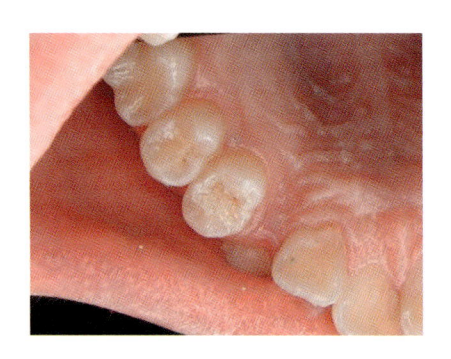

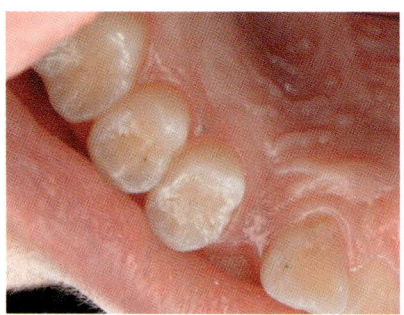

図23i｜図23j

図23i 再照射後．DD値12．所見：エナメル質表面のメルティングおよび実質欠損の拡大が認められる．
図23j シーラント塗布後．実質欠損が拡大したためフッ素徐放性のアイオノマーシーラントを塗布．

初期う蝕への応用

[症例1-② 裂溝：初期う蝕の除去，進行停止]（図24a〜d）

図24a　55歳，男性．5 4｜．無麻酔．主訴：カリエストリートメント．特記事項：とくになし．術前所見：咬合面小窩裂溝に着色した初期う蝕を認める．DD値15（4｜），18（5｜）．

図24b　術中．照射条件：10pps，60mJ，0.6W．非接触．320μファイバー．吸収剤（4｜：HYC，5｜：黒色色素）＋フッ素．補助冷却（バキューム，エアシリンジ）．

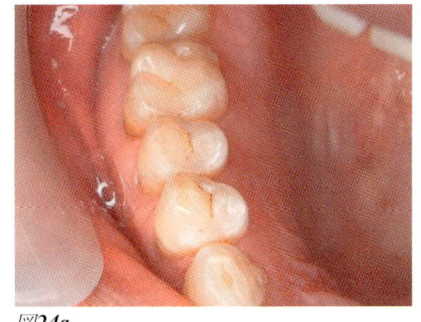

図24c　術後所見．5 4｜とも着色部分は蒸散されているのを認める．4｜についてはメルティングが認められる．DD値8（5 4｜）．

図24d　術後1か月後．DD値（6）の減少を認める．

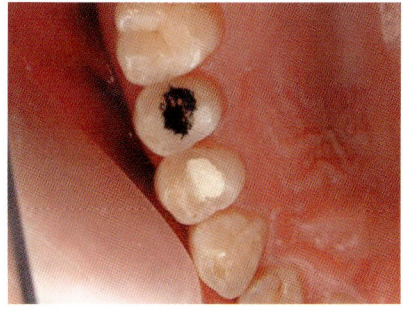

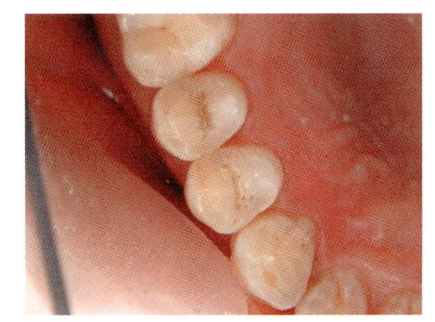

図24a

図24b

図24c

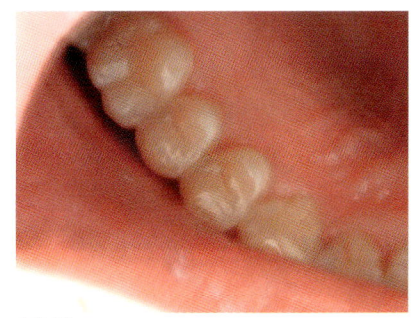

図24d

術式
1：注水下でのブラシコーンによる照射部位の機械的清掃
2：エアシリンジによる乾燥
3：ダイアグノデントによるう蝕診断（計測エラーを防ぐため2〜3回測定後平均を採用）
4：照射部位の測定値および深度，大きさ，治療目標により吸収剤を選択塗布（急速もしくは緩徐）
5：クリーピングの確認
6：照射モードを部位と治療目標により10pps，60mJ，0.6W〜20pps，100mJ，2.0Wに設定
7：テストファイヤーを行い照射確認
8：患部の上方1〜2cmの距離を保ち吸収剤の乾燥
9：重複照射を避けるため反応部分を確認しながら照射（黒色色素の場合はスポット状にエナメル質が露出，HYCの場合はスポット状に黒変）
10：フッ素リン酸溶液を含ませた綿球により反応剤の除去（残って取れない吸収剤は注水しながらレーザー照射すると除去できる）
11：エアシリンジによる乾燥
12：ダイアグノデントによるう蝕診断（計測エラーを防ぐため2〜3回測定後平均を採用．測定値が低下していなければ4〜12の手技を2〜3回を限度に繰り返す）
13：唾液に汚染される前にAPFゲルの塗布
14：Heat-up Fiberによりゲルの中をかき回すように再照射
15：実質欠損がある場合はその大きさによりHYC塗布にて仮保護もしくはフッ素徐放性グラスアイオノマーシーラントの充填を施術する

Clinical Approach：う蝕治療

[症例1-③ 裂溝：初期う蝕の除去，進行停止]（図25a〜f）

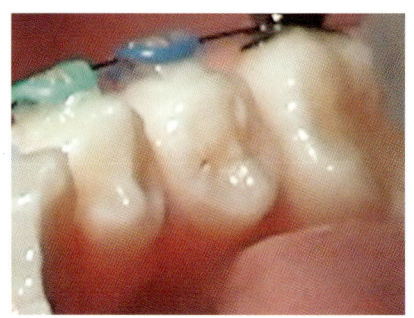

図25a 14歳，女性．5|，無麻酔．主訴：カリエストリートメント．特記事項：矯正治療中．所見：近心溝に褐色に着色したう蝕を認める．

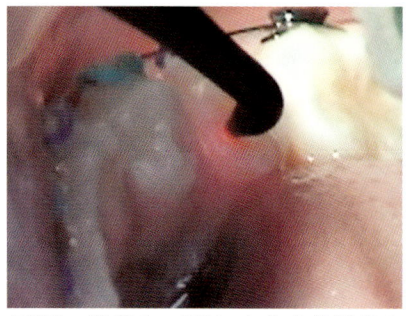

図25b 術前1．DDによるう蝕深度の計測．DD値20．

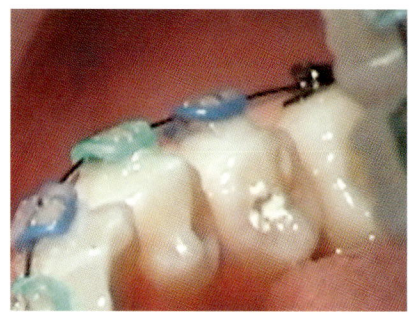

図25c 術前2．HYCの塗布．

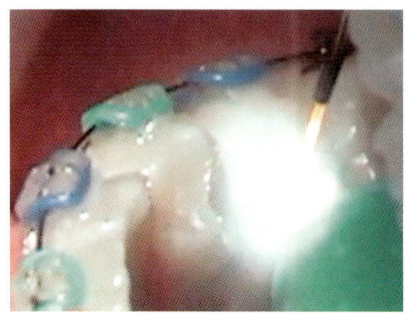

図25d 術中．照射条件10pps，60mJ，0.6W．非接触．3230μファイバー．吸収剤（HYC）．補助冷却（バキューム，エアシリンジ）．

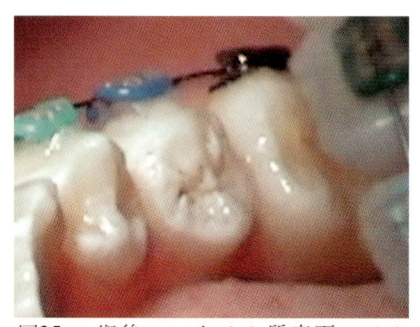

図25e 術後．エナメル質表面のメルティングとう蝕部の黒変が認められる．照射後APFゲルを塗布．DD値12．

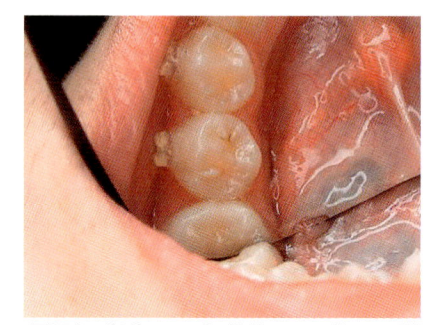

図25f 術後．3か月後．DD値4．所見：術部に褐色の着色が認められる．表面は滑択である．

[症例2-① 平滑面]（図26a〜g）

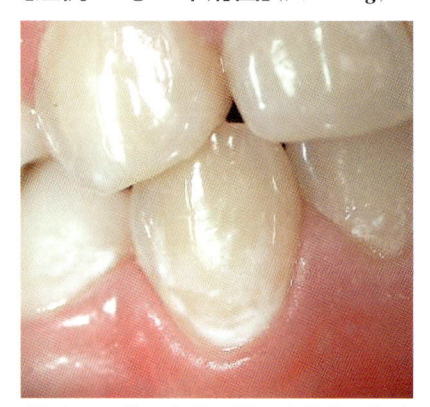

図26a 20歳，女性．3|，有髄歯，無麻酔．主訴：カリエストリートメント．特記事項：とくになし．治療目的：初期う蝕の進行停止，歯質強化．術前所見：唇面歯頸部に白濁を伴った軽度のう蝕を認める．DD値（ダイアグノデント）19．

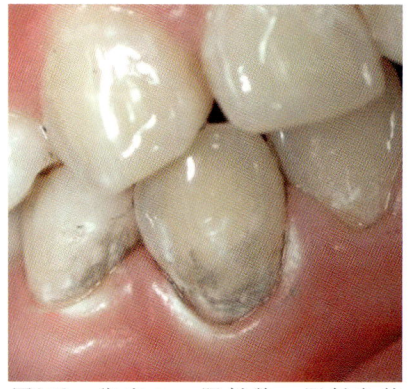

図26b 術中1．照射後．照射条件20pps，100mJ，2.0W．非接触．320μファイバー．吸収剤．補助冷却（バキューム，エアシリンジ）．所見：吸収剤を用いたころにより歯質，表面の黒染が認められる．

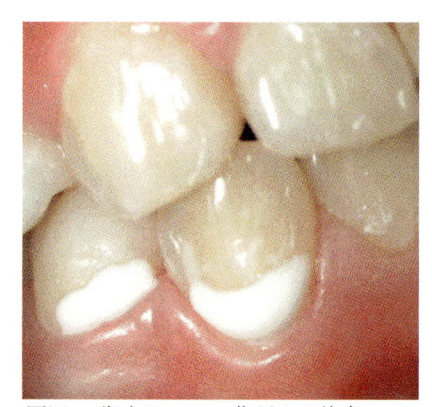

図26c 術中2．フッ化ゲルの塗布．

66

初期う蝕への応用

図26d 術中3．照射条件20pps，100mJ，2.0W．非接触．320μファイバー．補助冷却（バキューム，エアシリンジ）．Heat-up fiber．APFゲル．
図26e 術後．所見：APFゲルを作用させる前の黒染は消失している．患者感想：多少温かみを感じた．

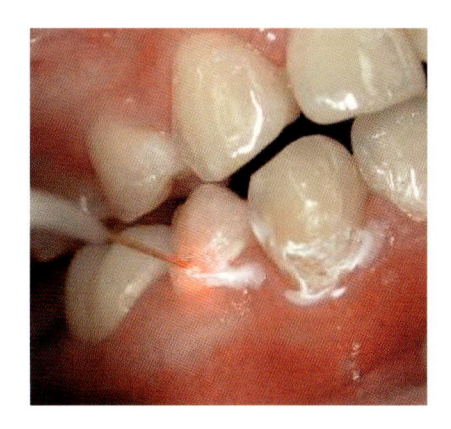

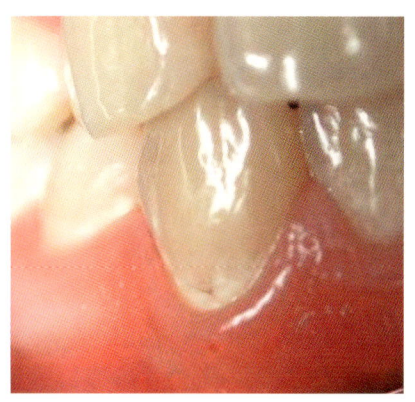

図26f 術後2か月後．所見：歯頸部の白濁部分の減少が認められる．DD値（ダイアグデント）6の減少も認められる．
図26g 術後6か月後．所見：白濁部分の減少が認められる．歯質表面の粗糙感はない．

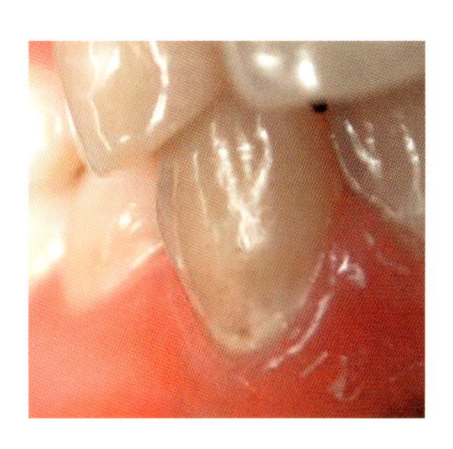

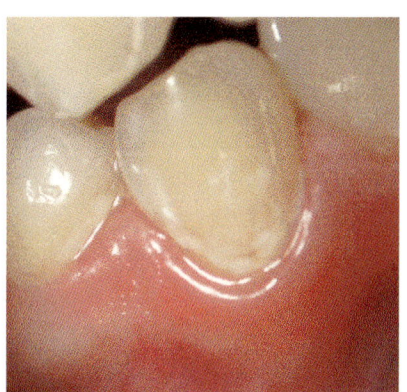

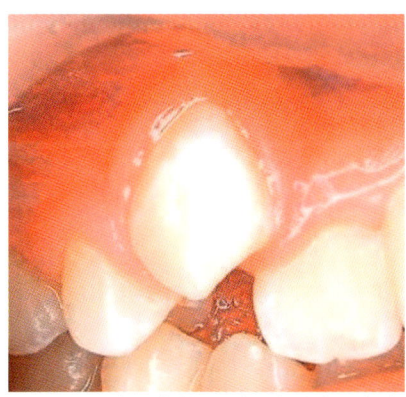

[症例2-② 平滑面]（図27a〜o）

図27a 14歳，女性．３|．有髄歯．無麻酔．主訴：カリエストリートメント．特記事項：とくになし．治療目的：初期う蝕進行停止．歯質強化．術前：唇面三分の二に脱灰による広範囲な白濁が認められる．DD．値17．

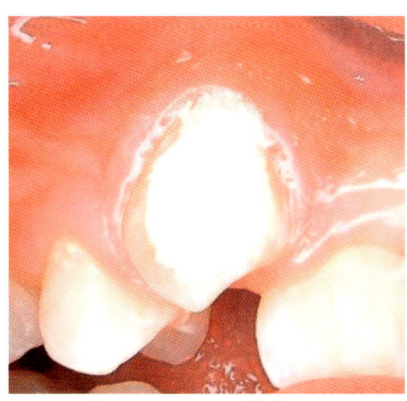

図27b 術中1．HYCの塗布．

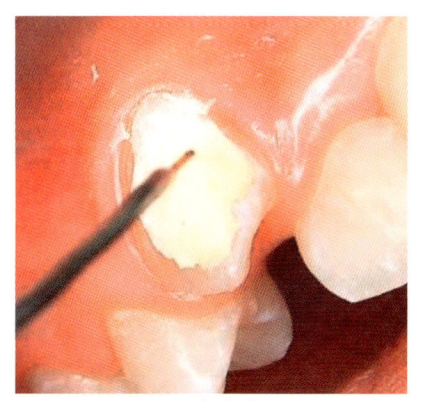

図27c 術中2．照射条件10pps，60mJ，0.6W．接触．320μファイバー．補助冷却．反応剤（HYC）．

67

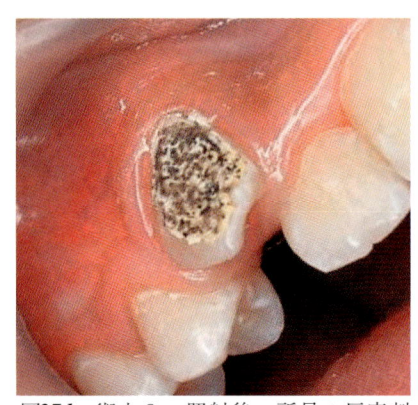

Clinical Approach：う蝕治療

図27d 術中３．照射後．所見：反応剤表面の黒変が認められる．患者感想：痛みなし．

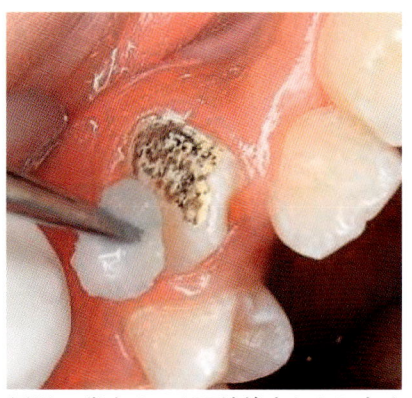

図27e 術中４．APF溶液をしみこませた綿球を用い反応済みのHYCを除去．

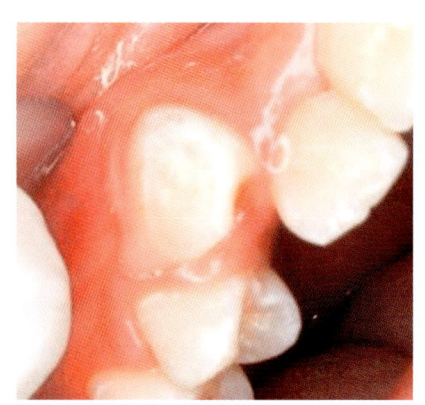

図27f 術中５．歯質表面の白濁は変化が認められない．DD値11．

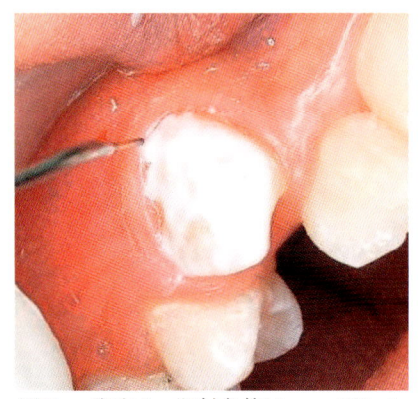

図27g 術中７．照射条件10pps, 100mJ, 1.0W．非接触．320μファイバー．補助冷却．Heat-up fiber．

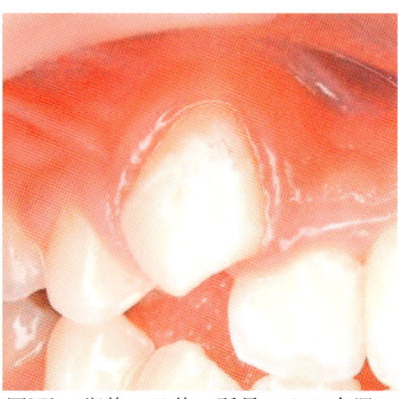

図27h 術後７日後．所見：やや白濁の減少が認められる．

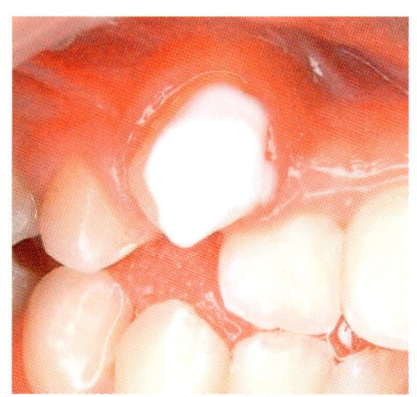

図27i 術後７日後．フッ化ゲルの塗布．

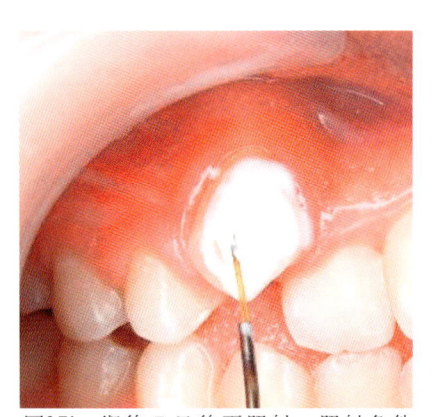

図27j 術後７日後再照射．照射条件10pps, 100mJ, 1.0W．非接触．320μファイバー．補助冷却．Heat-up fiber．

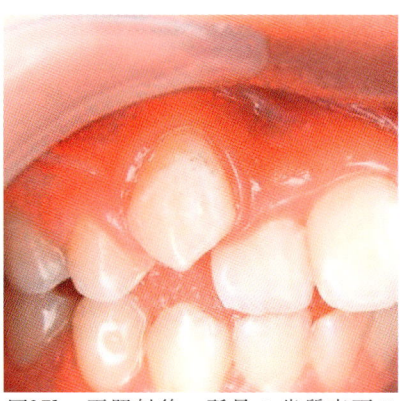

図27k 再照射後．所見：歯質表面の粗糙感の消失が認められる．DD値４．

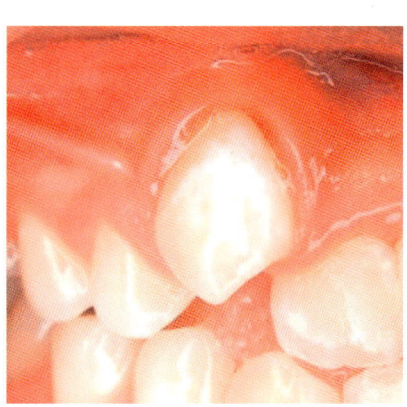

図27l 術後１か月後．DD値４．

初期う蝕への応用

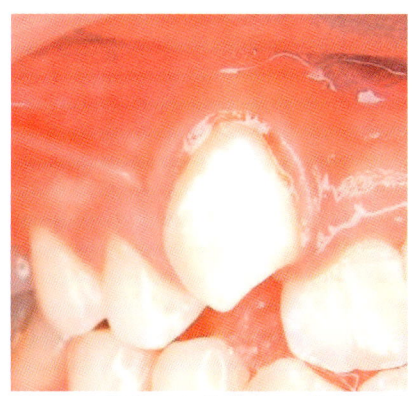

図27m 術後2か月後．DD値4．所見：白濁に連続性を認める．

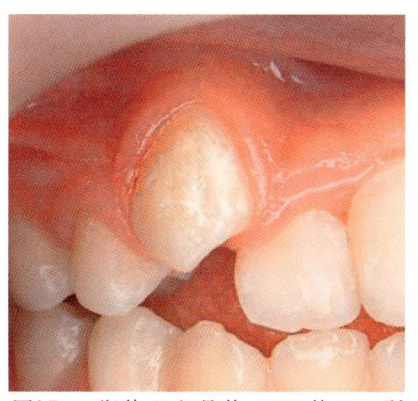

図27n 術後3か月後．DD値5．所見：白濁の連続性がなくなりつつあるのを認める．

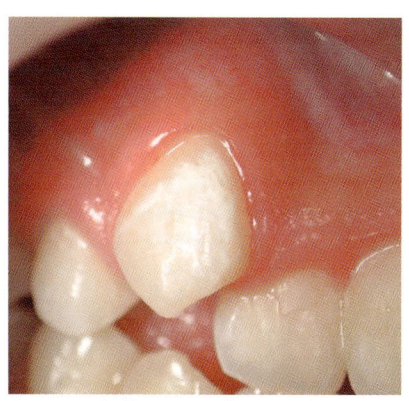

図27o 術後5か月後．DD値5．所見：さらに白濁の減少が認められる歯質表面の滑沢さも認める．

［症例3　根面（象牙質）］(*図28a〜j*)

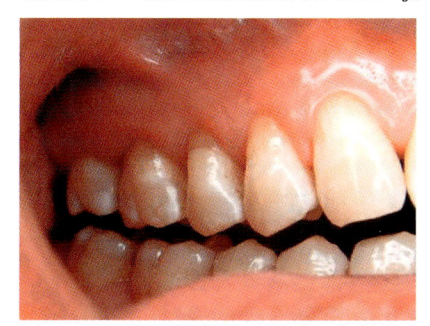

図28a 55歳，男性．7-3|，有髄歯，無麻酔．主訴：カリエストリートメント．特記事項：とくになし．治療目標：初期う蝕進行停止．術前所見：6-4|の根面露出，7 6 3|の歯冠部頬側歯質表面に軽度の脱灰を認める．DD値8（5 4|）．

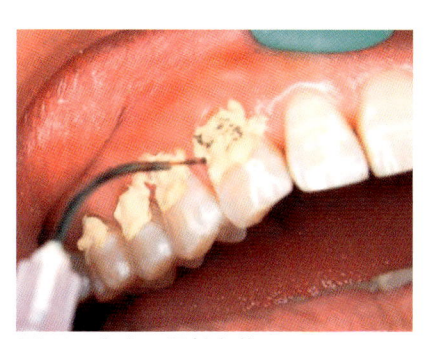

図28b 術中．照射条件10pps，60mJ，0.6W．非接触．吸収剤（HYC）．補助冷却（バキューム，エアシリンジ）．

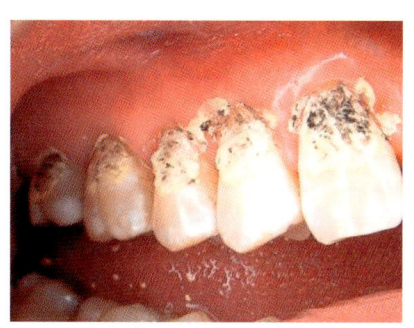

図28c 照射後．HYCが反応し黒変を認める．患者感想：熱感および痛みなし．

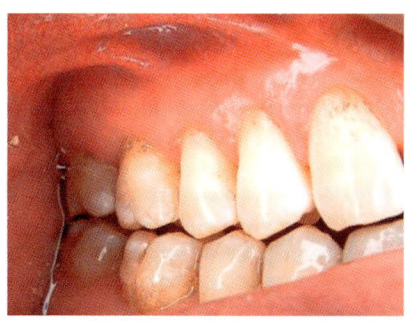

図28d 照射後．HYCをフッ素を含ませた綿球で除去．根面歯質表面に黒染を認める．

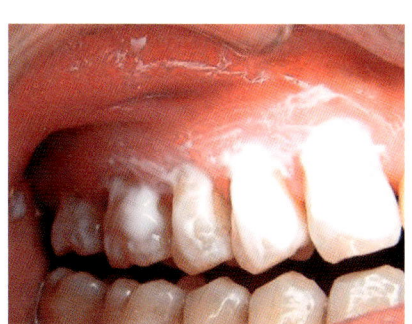

図28e 術中．APFゲルを塗布．

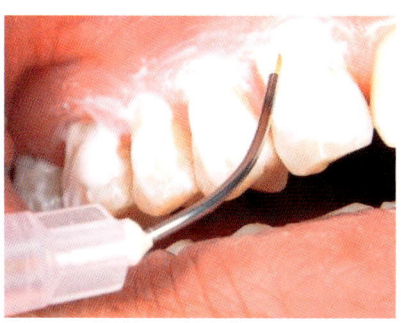

図28f 再照射．照射条件10pps，100mJ，1.0W．非接触．320μ．Heat-up Fiber．補助冷却（バキューム）．

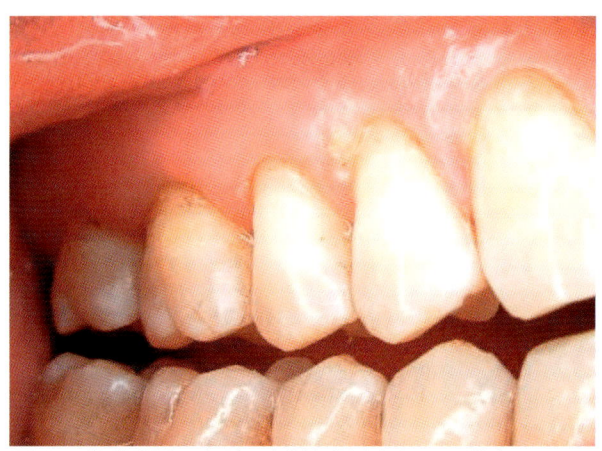

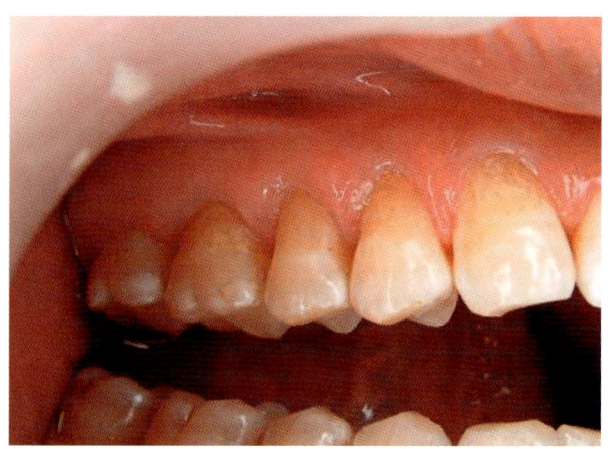

Clinical Approach：う蝕治療

図28g 術後所見．表面に白濁が認められる．硬くツルツルとした接触感を認める．

図28h 1か月後．DD値0．若干の粗糙感を認める．

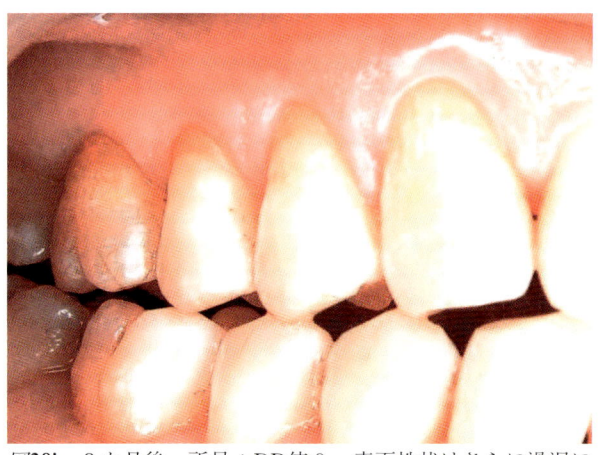

図28i 3か月後．所見：DD値0．表面性状はさらに滑沢になっている．

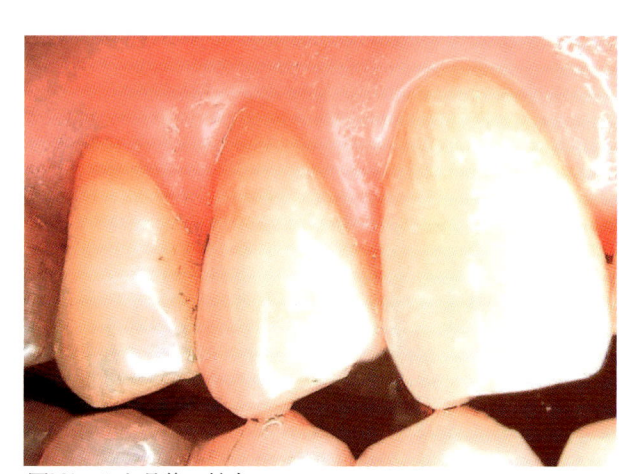

図28j 3か月後．拡大．

参考文献

1．森岡俊夫，鈴木和夫，森田恵美子：各種レーザー照射によるエナメル質耐酸性向上に関する研究（第2報）．

2．山賀まり子，小出武，大東道治：タンニン・フッ化物合（HY剤）による象牙質の耐酸性の獲得．

矯正処置時の疾病緩和とう蝕処置への対応

静岡県小笠郡開業　かわべ歯科　姿勢咬合医セミナー主宰
川邉研次

はじめに

　私どもの医院では，炭酸ガスレーザー2機種，Nd:YAGレーザー1機種（ソキア），他に高周波治療器4台を使用し日常のほとんどの臨床に役立てている．使えない症例は切削器具を使う形成程度で，その形成の段階でもレーザー，高周波治療器は活躍している．

　従来の方法では，とうていできなかった治療時間の短縮，予後の良好さにおいては，10年前と現在の臨床とでは雲泥の差があり，これらの機器なしでは現在の私の臨床は語れない．適応は予防，う蝕処置，根管治療，歯周処置，外科治療，そして歯牙補綴（形成時の歯肉の処置，形成面のう蝕の予防），顎関節症などはもちろん，歯の漂白，メラニンの除去などの審美的処置，口内炎，口唇ヘルペス，ドライマウス，そして口臭治療，顎関節症に伴う頸部，および口輪筋，咀嚼筋の疼痛のコントロールなど，さまざまであり，矯正の処置においても飛躍的に時間の短縮が計れるばかりではなく，矯正に伴う疼痛の管理などにも使用している．

　これらの機器を使用することにより，臨床は大きく変わり，無痛，短時間，患者吸引などの大きなメリットが出てきた．その他のデジタル機器との併用は，レーザーの可能性をさらに大きく広げ，中でもデジタルレントゲンの導入により，その予後の観察が限りなく短時間に行われるようになってきた．

う蝕診断と矯正治療への応用

　う蝕処置においては近年ダイアグノデントの出現によって，レーザー光での咬合面う蝕，歯頸部う蝕の診断が容易になり，肉眼，X線写真像に比べると数段の確率でう蝕が発見でき，予後の診断もできるようになってきた．また，Nd:YAGレーザー（ソキア）を使用することで，実質欠損がほんのわずかな深部のう蝕までは進行が止められるようになり，同レーザー機器を矯正治療に応用することによって，ブラケット装着後数時間で歯の移動が行われることも，私どもの臨床ではわかってきた．単純な下顎前歯部のクラウディング程度の症例では，レーザーを1日から3日間のインターバルで当てることにより，2週間程度で処置が完了することも夢ではなくなった．さらに，矯正時の疼痛の緩和も劇的に改善されることも多く，レーザーの効果はすばらしいものがあると思われる．

　今回，私どもではNd:YAGレーザー（ソキア）の

Clinical Approach：う蝕治療

[症例1]

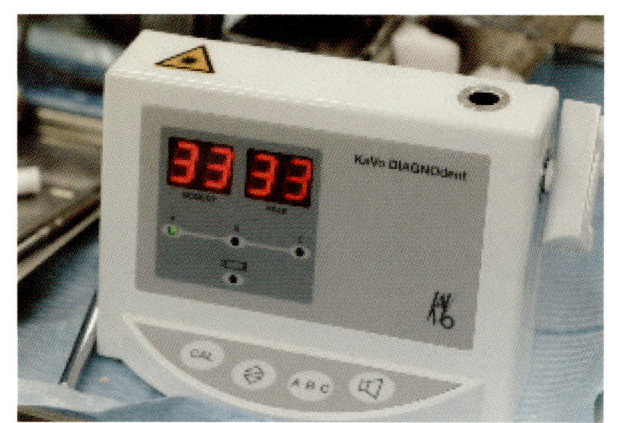

図1a　ダイアグノデントで数値30以上のう蝕（|6，|7）．

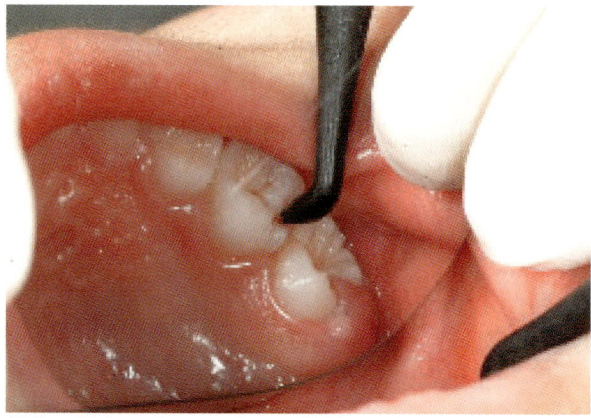

図1b　ダイアグノデントでの診断．ダイアグノデントでの診断は，歯科衛生士が最初にスクリーニングし，歯科医師が再度数値の上がった部位の診断を行うというダブルチェックを行っている．この場合探針などでう窩を確認することは絶対行わない．

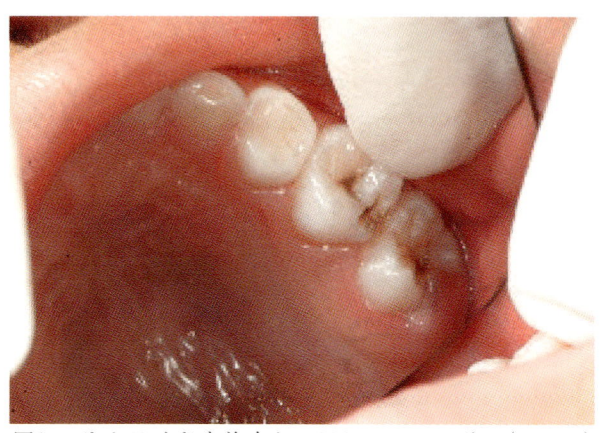

図1c　サホライドを塗布し，Nd:YAGレーザー（ソキア）10pps，200mJ，2.0W，ファイバー架工，赤色光反応方酸化チタン使用し，放散性にレーザー光照射．その後余剰な着色をカボプロフィーフレックスで除去し，フッ素剤塗布レーザー照射，水洗後．

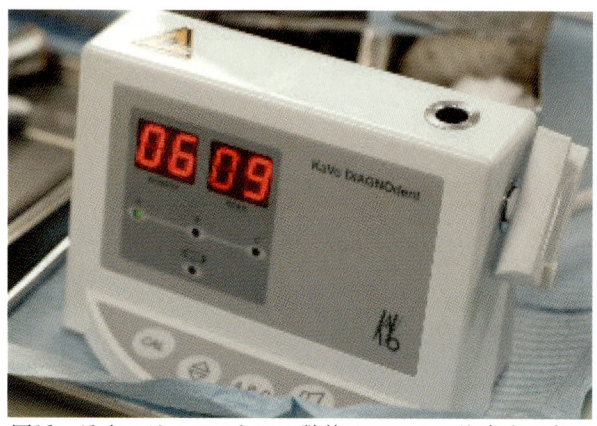

図1d　ダイアグノデントでの数値チェック．注意すべきことは，ダイアグノデントの先端にフッ素，サホライドが絶対に付着しないようにする．歯の表面は確実に洗浄，乾燥されていることが条件．ダイアグノデント先端チップは，フッ素剤などで簡単に犯され測定不能となってしまう．常に付属器具でのゼロ設定の確認が必要．

ファイバーの先端架工器を作製してもらい，ハンドピースも独自に改良して，上顎7番の遠心面に対してもファイバーの到達が容易にできるようになった．また，ファイバー先端架工した先端に新たに開発した赤色光に反応する酸化チタン，およびカーボン素材を使用し，レーザーのファイバーの先端からのレーザー発光を360度放散性にすることによって，さまざまな治療に使えるようになった．さらに，各種企業との提携によって，ファイバーからの発光を変えることで，臨床は大きく変わった．

このように，低出力から高出力まで，Nd:YAGレーザー（ソキア）は，直進性，放散性それぞれの特徴を生かしたさまざまな処置が行えることがわかってきた．従来までは，墨汁などを付着させて行う方法がとられてきたが，上記の方法によって，墨汁などを使わなくとも表層での反応が促されることにより，臨床でのレーザーの枠は大きく変わってきたように思われる．う蝕治療においては，ダイアグノデントによって予後の観察が行われ，各種拡大鏡との併用によって，細部の問題点も観察できるようになってきた．

矯正処置時の疾病緩和とう蝕処置への対応

[症例2]

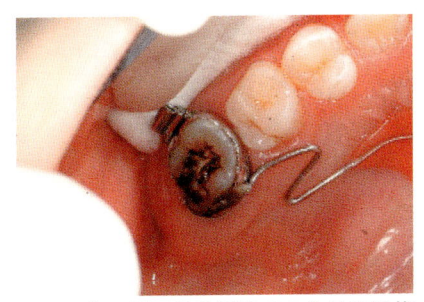

図2a 他の矯正歯科医院でのう蝕処置依頼．ダイアグノデント数値70以上．シーラント周囲のう蝕．サホライド塗布後Nd:YAGレーザー照射．

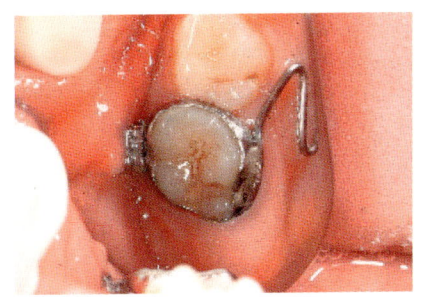

図2b 余剰に黒変したエナメルの着色をプロフィーフレックスで除去後．う蝕部位だけが銀の定着．

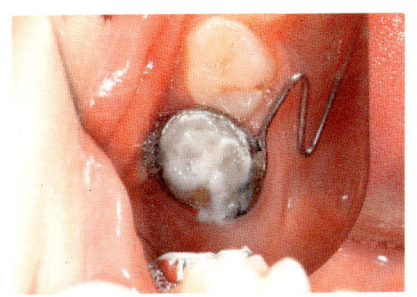

図2c フッ素塗布，Nd:YAGレーザーで処置後．数ヶ月に1回ダイアグノデントで診断を行うことを条件にする．通常1回もしくはレーザー光が当たっていない場所でう蝕が進行停止していない部位があることはあるが，その場合は同様な処置で進行は停止する．

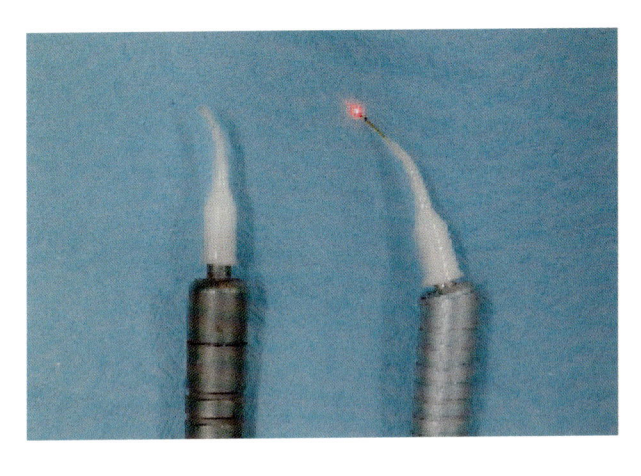

図2d 左が従来のハンドピース，右が今回作製して頂いたハンドピース．口腔内ほとんどすべての場所にレーザー光を照射することができる．わずかな先端の角度の違いによって使い勝手は違う．

[症例3]

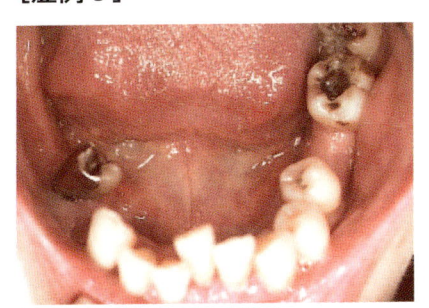

図3a 初診時の下顎の状態．

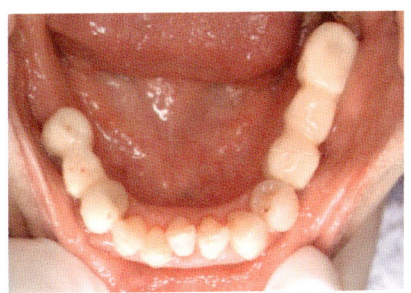

図3b 矯正前の下顎の状態．

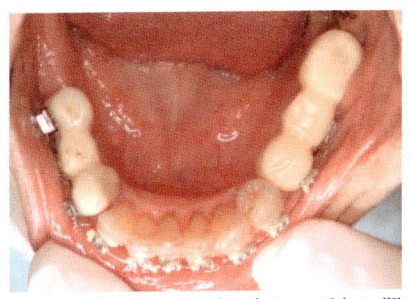

図3c Nd:YAGレーザーを3日ごとに照射，2週間で矯正終了．

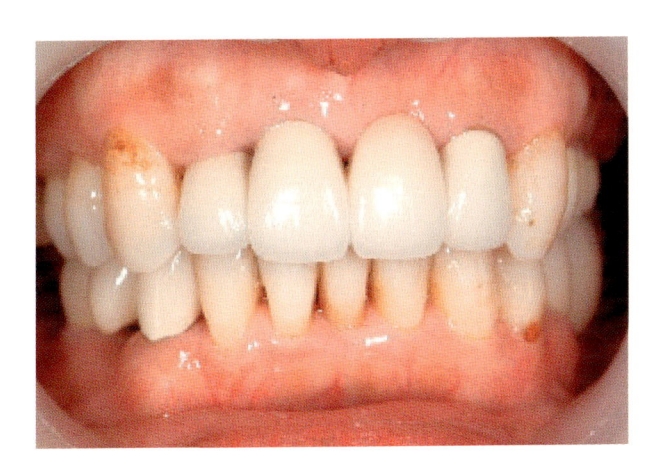

図3d 最終補綴物装着後の写真．

Clinical Approach：う蝕治療

[症例4]

図4a　ブラケット装着時Nd:YAGレーザーを照射しているところ．

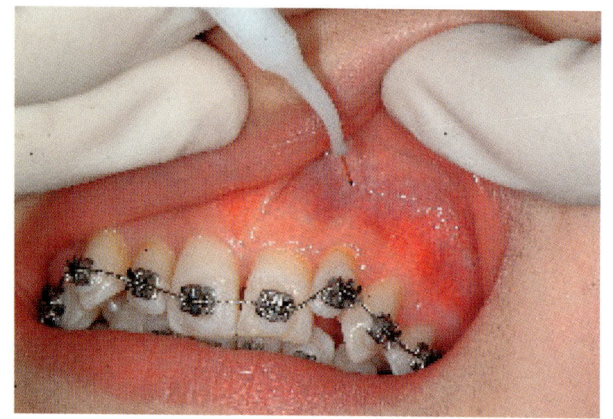

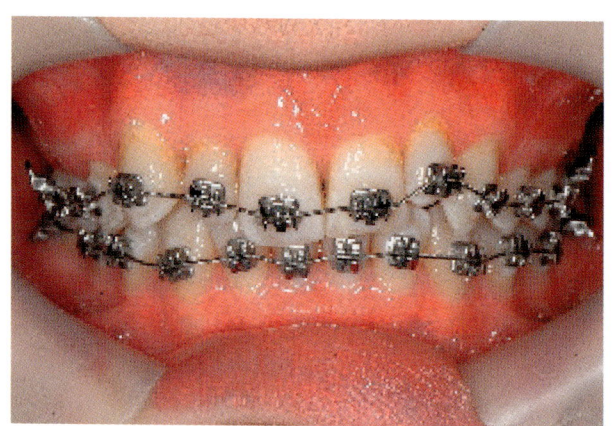

図4b　ブラケット装着後の正面観．

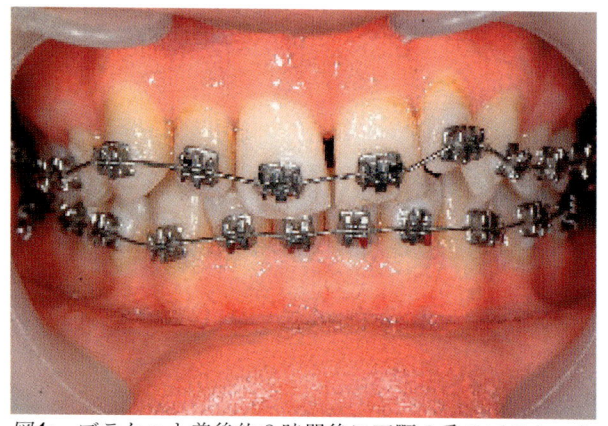

図4c　ブラケット着後約2時間後に下顎6番のブラケットがはずれて来院してきたときの正面観．すでにかなり歯の移動が起こっている．

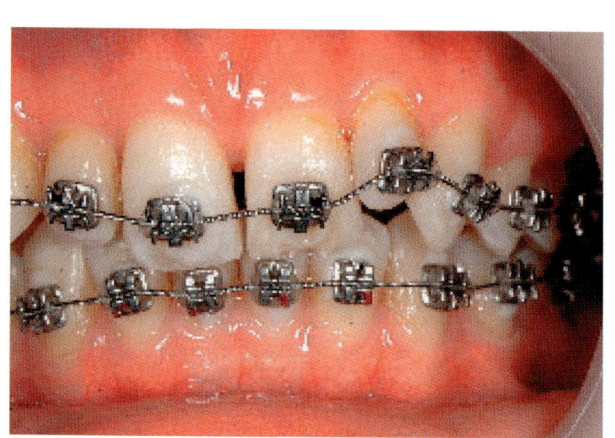

図4d　装着後約2時間後の前歯部の拡大写真．切歯，側切歯が明らかに移動が起こっているのがわかる．

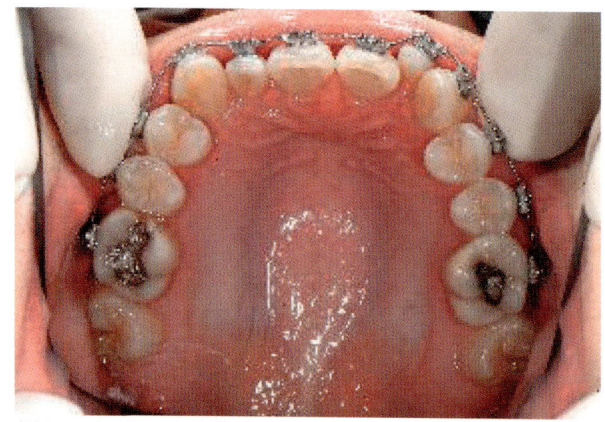

図4e　ブラケット装着時上顎咬合面観．

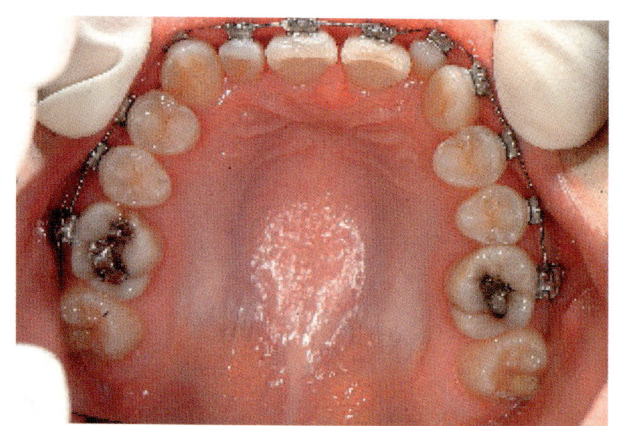

図4f　ブラケット装着後2時間後上顎咬合面観．

矯正処置時の疾病緩和とう蝕処置への対応

図5　照射は35pps，200mJ，7.0W，デフォーカスで照射．ファイバーの先端加工によって照射は放散性に行われる．レーザー光が散乱することによって広範囲の照射が同時に行われる．組織の体温の上昇によって，このような短時間での矯正が可能になってきた．骨の薄い前歯部が比較的早期に動くようだ．

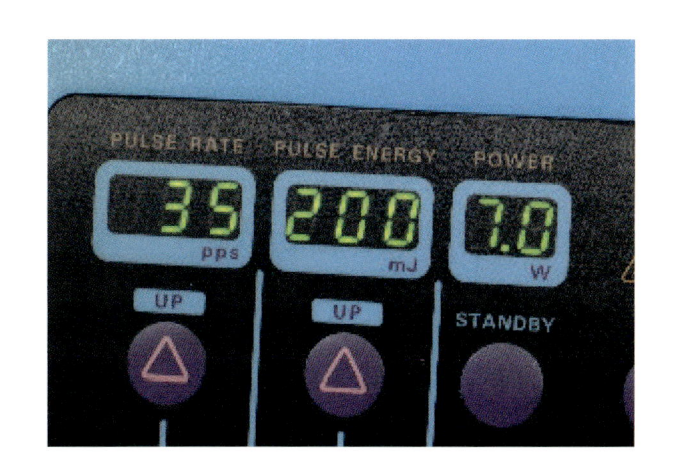

[症例5]

a

b

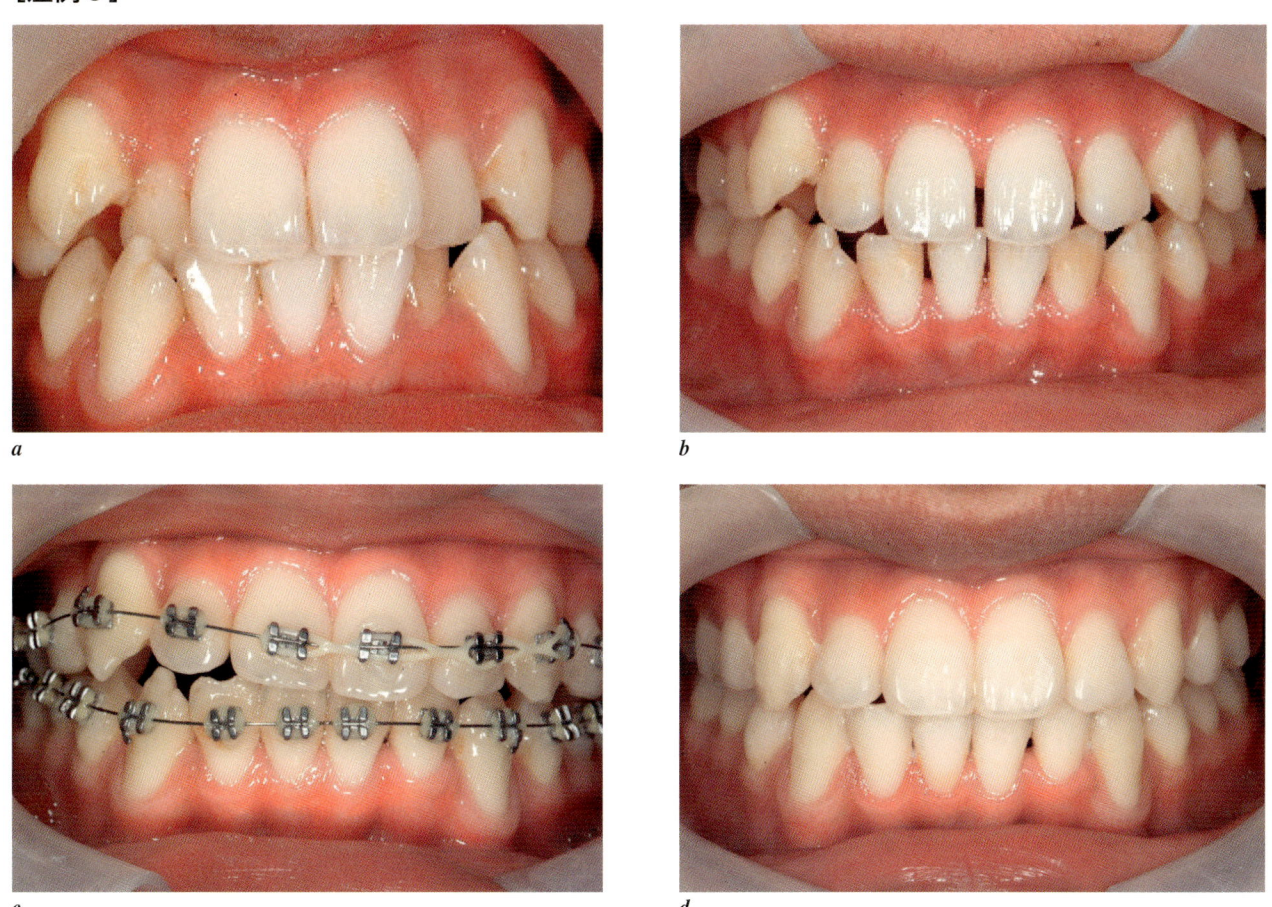

c

d

図6a〜d　このような症例も拡大床で上下顎を拡大する（a：術前，b：ブラケット装着前，c：ブラケット装着3日後，d：約3か月後のフィニッシュ）．

[症例6]

a *b*

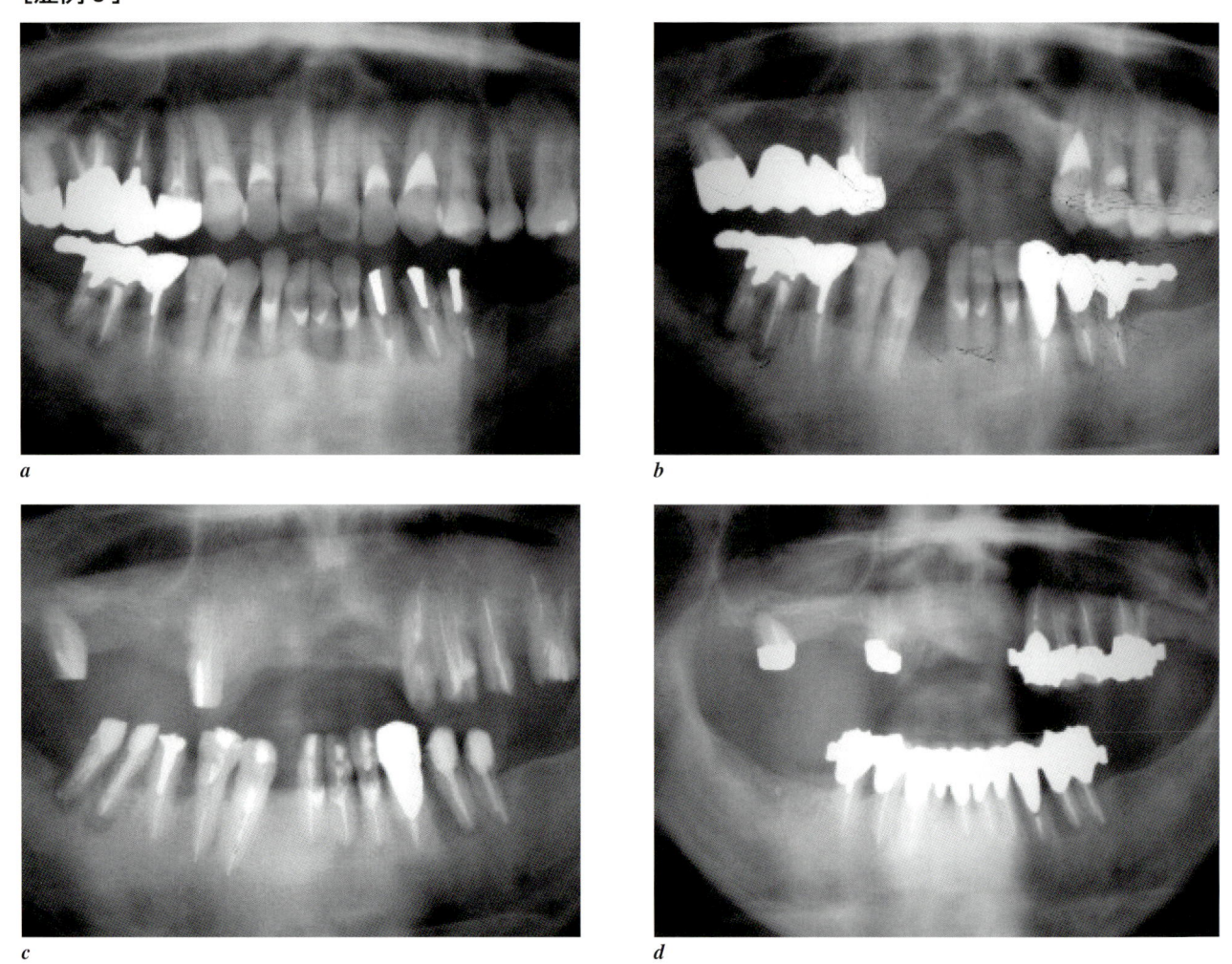

c *d*

図7a〜d *a*：平成8年のパントモ．下顎前歯に注目．*b*：平成13年2月のパントモ．交通事故にあい丈夫な前歯が抜けた．下顎前歯は依然としてほとんど骨がない．*c*：平成13年8月のパントモ．咬合を変え，根管治療，下顎前歯部に平成13年2月から2か月間3日から1週間のインターバルでレーザー，高周波を照射後のパントモ．*d*：平成14年最終補綴物装着後のパントモ．レーザー光の比較的到達しやすい下顎前歯部は，骨の増殖がみられる．矯正でのレーザー光を照射して数時間で歯の移動がかなり起こることもレーザー光により組織の温度が一時的に上がり，何らかの骨に対しての影響があることがうかがわれる．

おわりに

Nd:YAGレーザー（ソキア）とダイアグノデントをう蝕治療に使用することによって，今まで切削器具で切削してきた臼歯部のう蝕がほとんど切削せずに進行を止めることができるようになり，患者への負担，臨床での時間も大幅に軽減されるようになった．

通常では，当然切削しなくてはならないう蝕においても，レーザーを用いることによって，ほとんど削らずに，また疼痛もほとんど与えることなく，シーリング程度で実質欠損が多少あっても，進行が止められるようになった．

さらに，矯正治療に応用することによって，処置に要する時間も大幅に短縮された．

[症例7]

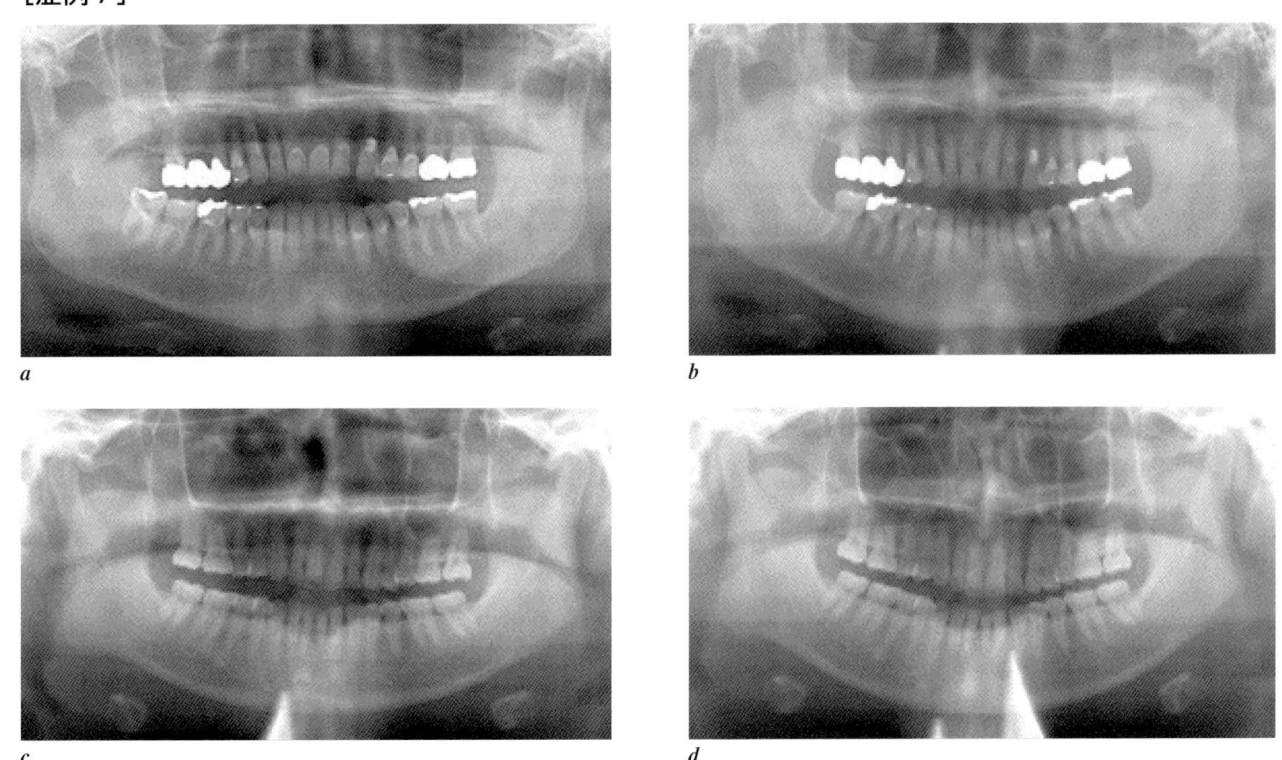

図8a〜d　咬合病，顎関節症などの調整を行うとパントモ上で咬合平面の正常化がみられる．aは術前咬合の調整とともに8|の抜歯を行ったのが，bのパントモに明らかな咬合平面の変化としてみられる．全身の諸症状も数回で軽減．咬合平面を乱す歯の傾斜，咬頭の角度の異常などを診断，調整を行うことにより，ほとんどその場で今までいわれてきた顎関節症の症状などが改善する．顎関節部位，および周囲筋へのレーザー光の照射，そして高周波などの非接触照射は大きな功果が期待できる．cは，私どもに来院したある歯科医師の術前のパントモ，dは7|，|6 7，|5の調整を行いレーザー，高周波の併用治療を行った直後の実にチェアータイムからすると10分後のパントモ．数多くの不定愁訴が一気に改善される咬合の調整方法を作り出した．Nd:YAGレーザーは，他の機種のレーザー，そして高周波治療器と併用することによって，無限の可能性があると思われる．

Clinical Approach：歯内療法

歯科用Nd:YAGレーザーの根管処置への応用

東京都江戸川区開業　柳沼歯科
笠原倫明

はじめに

　私が歯科用Nd:YAGレーザーの導入を考えたきっかけは，不確実性の根管治療の臨床成績を何とか向上させたいという想いからであった．レーザーを最初に導入された先生方は，誰しもが高額の設備投資に頭を痛められたのではないかと思う．その後レーザー装置の普及とともに幾分価格は下がったとはいえ，保険導入の目途がたたない現在においては，まだまだ高額な装置といえる．

　現在，歯内療法への応用において導入をお考えの先生方の間で，レーザーがあたかも魔法の機械のようにも思われがちだが，決して我々のテクニックエラーをカバーしてくれるようなものではないことをご理解頂きたい．これまでの基本的で地道な根管治療を完全にクリアーしてこそ，はじめてその効果が発揮されるのである．

　根管治療を成功に導くために最も大切なことは，感染源である細菌数をコントロールすることにある．たとえば感染根管治療において，根管拡大により感染歯質を除去することが細菌数を減らすことにつながり，イオン導入や根管内への貼薬に関しても，象牙細管とスメアー層の無菌化を目的とした細菌数のコントロールを意味する．

　このNd:YAGレーザーは，根管内にレーザーを照射することにより細菌数をコントロールし，ゼロに近づけるための必須アイテムとなる．感染根管治療において，臨床的不快症状がなかなかとれないような症例を観察すると，根管治療時の根管の密閉状態が不確実な場合が多く，髄室および根管壁には感染物質の残存が多く認められるようである．したがって，根管治療後のシールが不完全になるケースが多いといえる．

　隣接面う蝕を伴う感染根管治療において最初に行うことは，完全なシールのための隔壁形成である．歯肉息肉が縁下より入り込んでいるようなケースは非常に多く，隔壁を作るにしても息肉を除去するにしても，レーザーは欠かせない存在となり，それが確実な接着へと結びついていく．こういう地道な一つひとつの処置が不確実性の根管治療を確実な根管治療へと，ひいては予知性の高い診療へと導いてくれるわけである．

　臨床的不快症状のある歯に対して，これ以上新たな細菌感染を促すような治療は望ましいことではなく，今後の治療回数の増加と何よりも患者さんとの信頼関係を考えるならば，何のために治療を行っているのかがわからなくなってしまう．治療を快適に，

[感染根管治療症例1]：2W（100mJ，20pps）

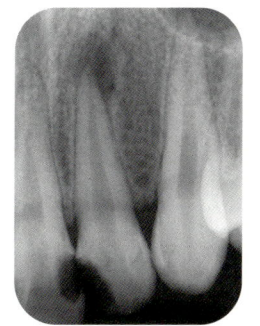

図1a 平成12年4月14日．初診時：X線写真像．患歯：上顎左側側切歯．患者：H.T.男子15歳．根尖遠心側に骨の吸収がみられる．

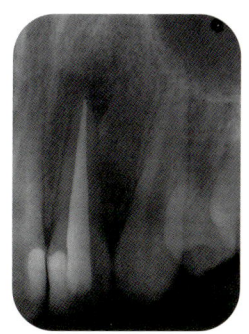

図1b 平成12年4月28日．Nd:YAGレーザーで処置後，根管充填．

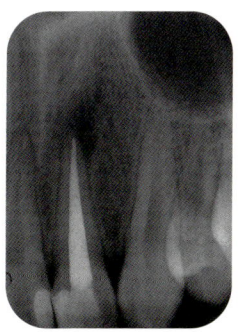

図1c 平成12年5月25日．約1か月経過．臨床的不快症状まったくなし．

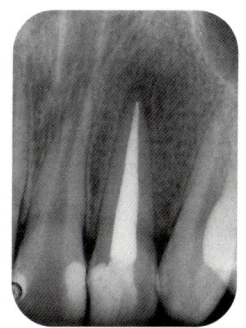

図1d 平成12年9月7日．約4か月経過．

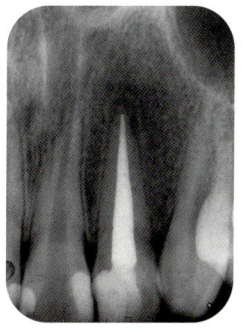

図1e 平成12年10月31日．約6か月経過．

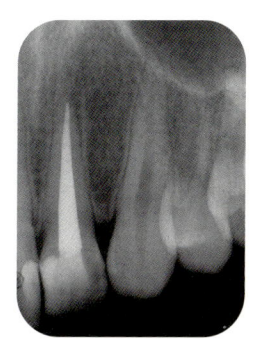

図1f 平成13年8月8日．約1年3か月経過．

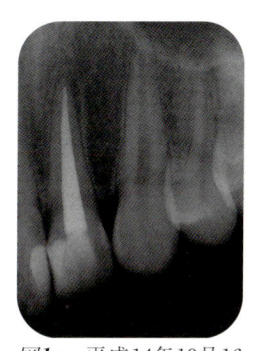

図1g 平成14年10月16日．約2年6か月経過．

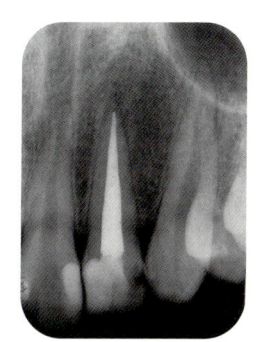

図1h 平成15年3月20日．約3年経過．

予後の予知性のある治療体系を確立することは，現在問われているエビデンスに基づいた21世紀の医療につながるものと思われる．なぜなら，歯内治療を何回か繰り返しながら，最終的に保存不可能となり抜歯に到るケースが多くみられるからである．我々歯科医師はもう一度原点に立ち返り，歯科治療を見直すべきだと思う．Minimum Intervention（必要最小限の治療）において，あくまで治すのは患者さん自身の体であり，我々歯科医師は治療について最善を尽くし，そのお手伝いをしているに過ぎない，ということを肝に銘じるべきである．

感染根管治療における

根管の殺菌・消毒・乾燥

1）感染根管治療の中でどこでレーザーを使うか

根管内をADゲル（次亜鉛素酸ナトリウムゲル）に2分間満たし，生食にて洗浄，綿栓で軽く乾燥後，2W（100mJ，20pps）で根管口より根尖部付近までレーザーを照射する．そのときファイバーの先端を根管内で素早く上下運動させ，根管内壁が白っぽく乾燥された時点で終了とする．その結果，象牙細管のスメアー層の蒸散，根管内の殺菌・消毒が完了する．

レーザー照射により根管の乾燥がより確実，かつ容易になり根管充填を成功に導く有力な要因となる．根管の殺菌・消毒・乾燥が終了した段階でオブチレーション根充を行い，根管治療の術式を終了する．なお，根尖孔が太く排膿および滲出液などが多くみられる場合は，ファイバーの先端を約1mm程度，根尖より突き出してone-shotモードを用いて2W（100mJ，20pps）～3W（120mJ，25pps）で数回照射すると根尖周囲組織の殺菌，消毒が可能となる．

fistelに対するアプローチは瘻管の方向に沿って

Clinical Approach：歯内療法

[感染根管治療症例2]：2W（100mJ，20pps）

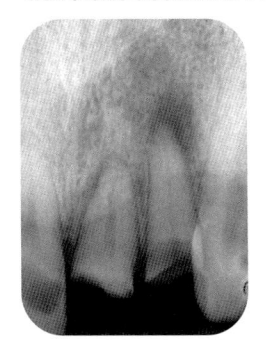

図2a　平成12年5月18日．初診時：X線写真像．患歯：上顎右側中切歯．側切歯．患者：U.Y.男性52歳．

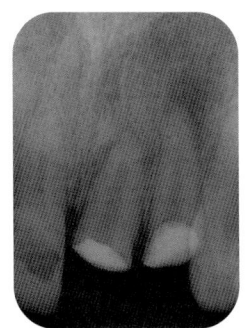

図2b　平成12年6月2日．治療開始．2|根尖病巣がある．

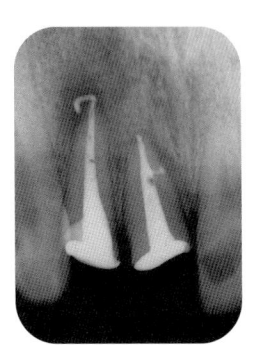

図2c　平成12年6月9日．Nd:YAGレーザー照射後オブチレーションテクニックで根管充填．

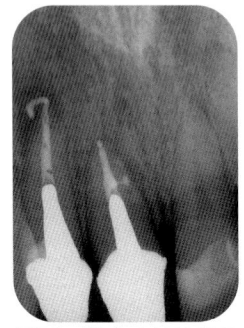

図2d　平成12年7月7日．約1か月経過．臨床的不快症状まったくなし．

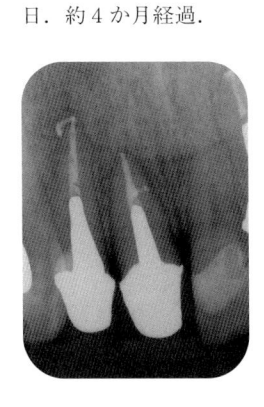

図2e　平成12年11月6日．約4か月経過．

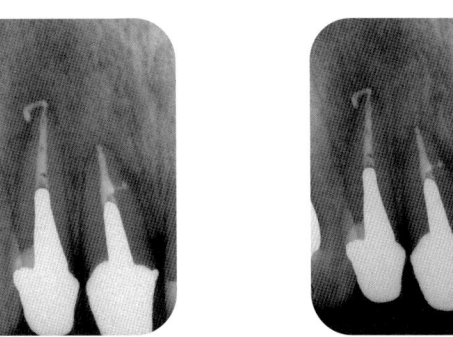

図2f　平成12年12月4日．約6か月経過．

図2g　平成13年8月7日．約1年2か月経過．臨床的に問題なく経過している．

[感染根管治療症例3]：2W（100mJ，20pps）

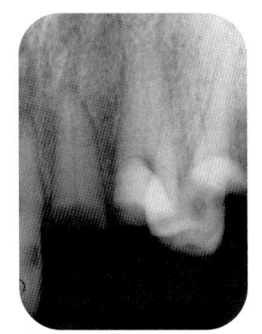

図3a　平成12年5月18日．初診時：X線写真像．患歯：上顎左側側切歯．患者：U.Y.男性52歳．

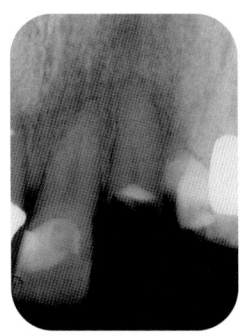

図3b　平成12年5月18日．初診当日．治療開始．|2残根状態．

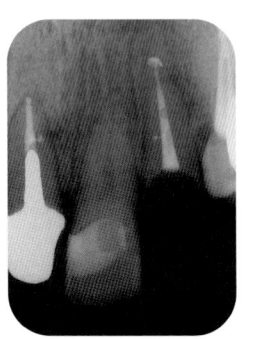

図3c　平成12年7月26日．根管充填．

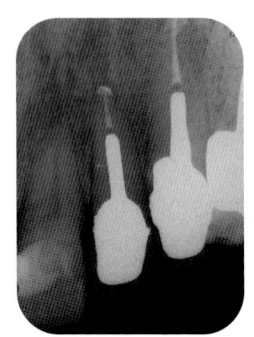

図3d　平成12年11月6日．約5か月半経過．臨床的不快症状まったくなし．

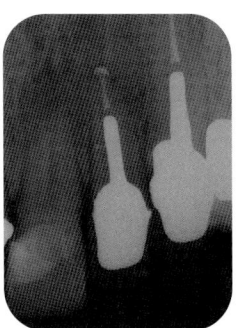

図3e　平成12年12月12日．約7か月経過．

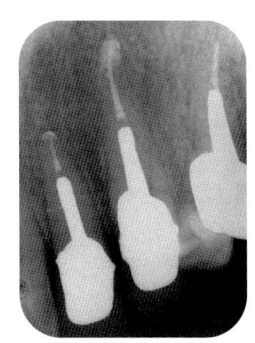

図3f　平成13年8月7日．約1年経過良好．

ファイバーを挿入して，出し入れを繰り返しながら1.5W（100mJ，15pps）でレーザーを照射，それを3～5秒で数回照射する．しかし，一時的にfistelが消失しても原因が根管内にある限り，再度fistelの出現がみられるので，根管内の感染源を除去する必要がある．

2）**感染根管治療の実際**：*図1～4*を参照．

歯科用Nd:YAGレーザーの根管処置への応用

[感染根管治療症例4]：2W（100mJ，20pps）

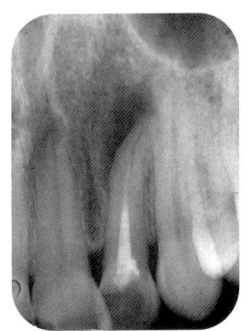

図4a 平成12年5月24日．初診時：X線写真像．患歯：上顎左側側切歯．患者：F.Y.女性37歳．

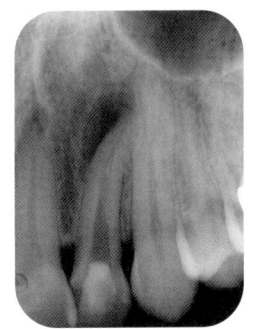

図4b 平成12年6月23日．治療開始．

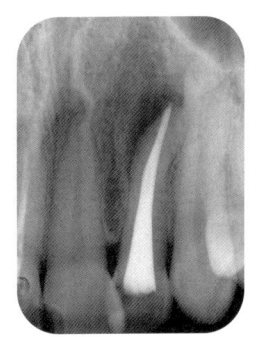

図4c 平成12年6月29日．根管充填．

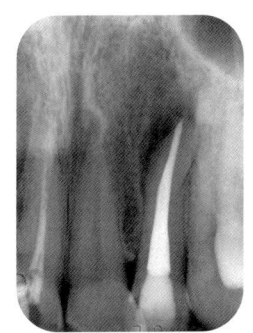

図4d 平成12年7月31日．約1か月経過．

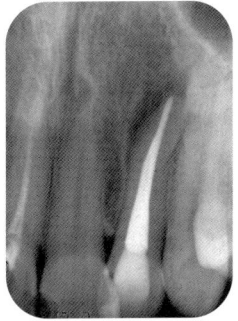

図4e 平成12年8月29日．約2か月経過．

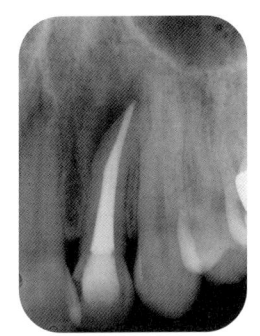

図4f 平成12年9月27日．約3か月経過．

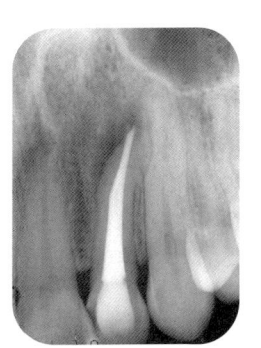

図4g 平成12年10月25日．約4か月経過．

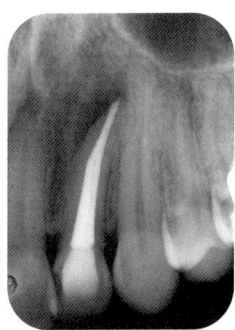

図4h 平成12年11月22日．約5か月経過．

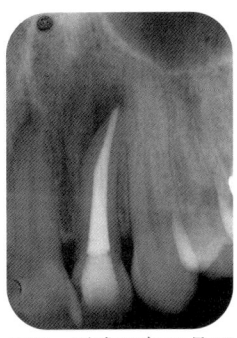

図4i 平成12年12月22日．約6か月経過．

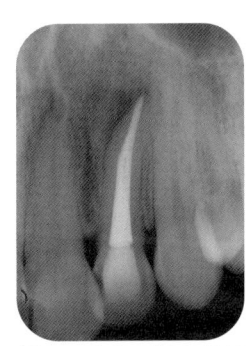

図4j 平成13年3月28日．約9か月経過．

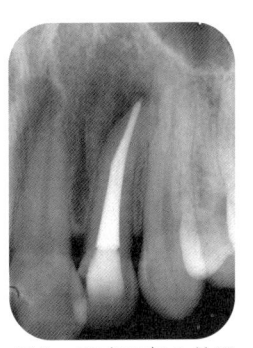

図4k 平成13年6月22日．約1年経過．

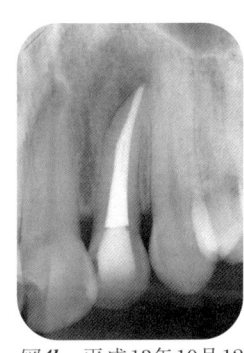

図4l 平成13年10月12日．約1年3か月経過．

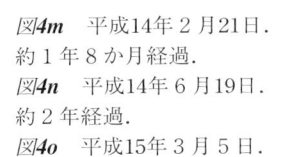

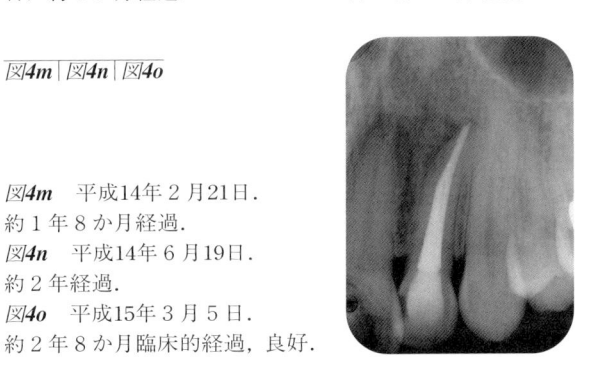

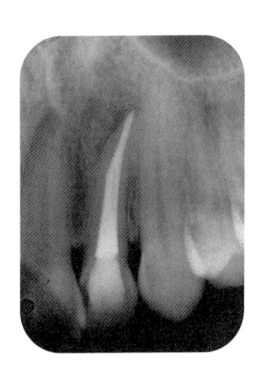

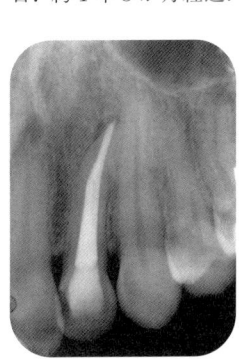

図4m｜図4n｜図4o

図4m 平成14年2月21日．約1年8か月経過．
図4n 平成14年6月19日．約2年経過．
図4o 平成15年3月5日．約2年8か月臨床的経過，良好．

81

Clinical Approach：歯内療法

[外傷歯における直接歯髄覆罩法：前歯部打撲による歯の破折症例1]

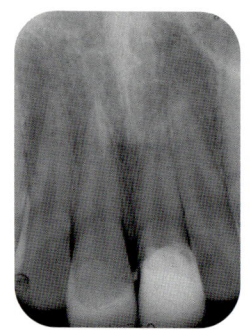

図5a 平成12年6月22日．初診時：X線写真像．受傷2時間後．患歯：上顎左右中切歯．患者：O.K.男性16歳．

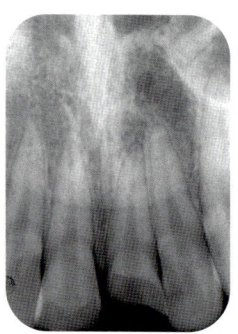

図5b 平成12年6月22日．処置済みX線写真像．

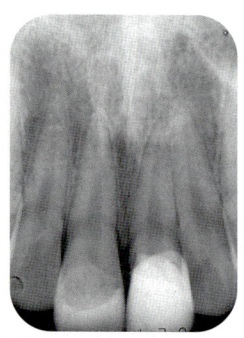

図5c 平成12年6月30日．1週間経過．左側中切歯わずかに打診痛あり．

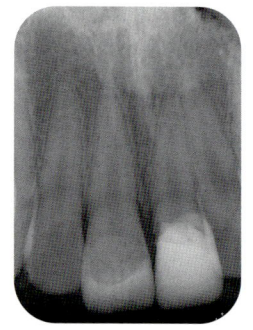

図5d 平成12年7月19日．約1か月経過．臨床的不快症状なし．経過良好．

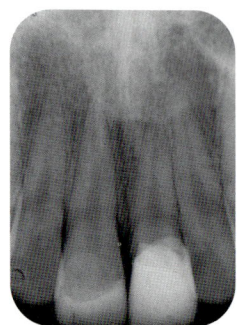

図5e 平成12年8月22日．約2か月経過．経過良好．

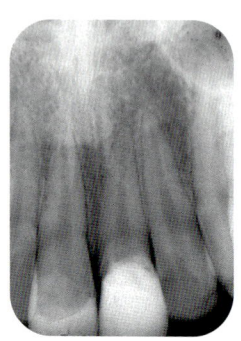

図5f 平成12年10月2日．約3か月経過．経過良好．

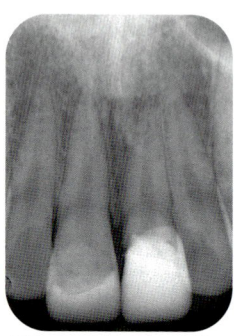

図5g 平成12年11月15日．約5か月経過．経過良好．

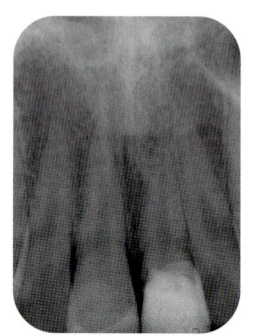

図5h 平成12年12月13日．約6か月経過．経過良好．

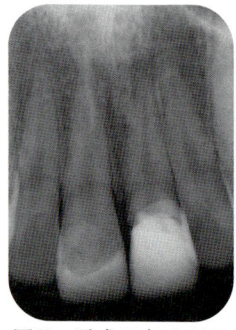

図5i 平成13年3月27日．約9か月経過．経過良好．

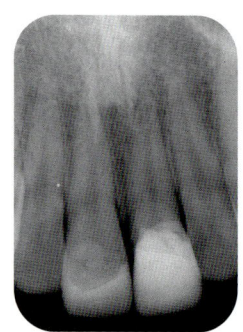

図5j 平成14年10月11日．約2年4か月経過．経過良好．

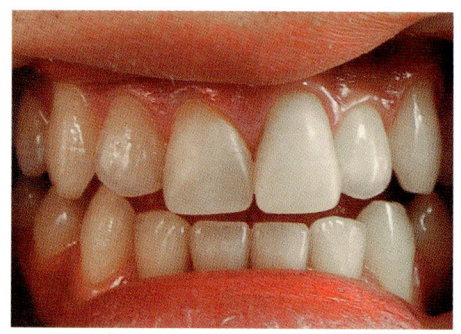

図5k 現在の口腔内写真．

外傷歯(歯の破折歯)に対する
直接歯髄覆罩法(図5〜7を参照)

　基本的に外傷に伴う露髄の処置も軟化象牙質除去に伴う露髄の処置も直接歯髄覆罩法の術式と同様な処置を行う．

　う蝕に伴う直接歯髄覆罩法の症例では大抵の場合軟化象牙質の処理が不可欠になるが，外傷歯の場合は軟化象牙質の処理が不要の場合がほとんどである．もちろん，外傷歯に軟化象牙質がないというわけではないが，もし存在しても通法どおり除去すれば済むことであるから，基本的に同じ処置になる．したがって，外傷歯に対するアプローチは露髄面の殺菌・消毒から入っていくことになる．

[外傷歯における直接歯髄覆罩法：前歯部打撲による歯の破折症例2]

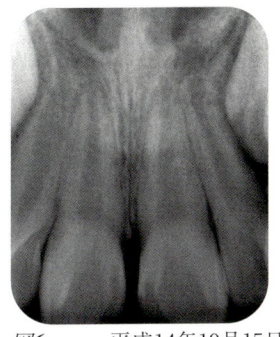

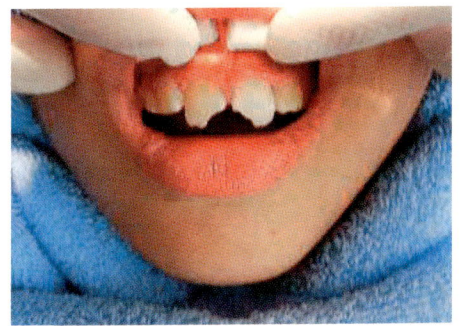

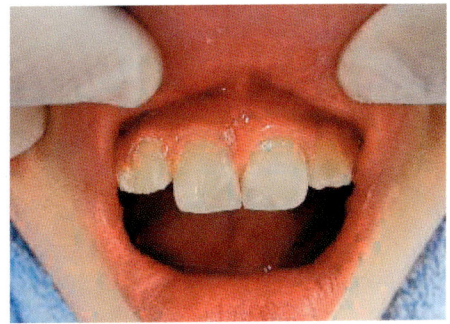

図6a〜c 平成14年10月15日．初診時：X線写真像．受傷3時間後．患歯：上顎左右中切歯．患者：S.H.男児9歳．
b：受傷時．c：処置後．

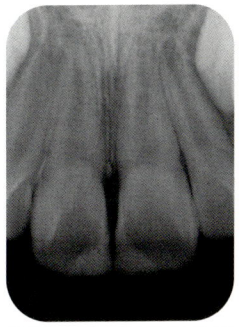

図6d 平成14年10月21日．約6日経過．経過良好．

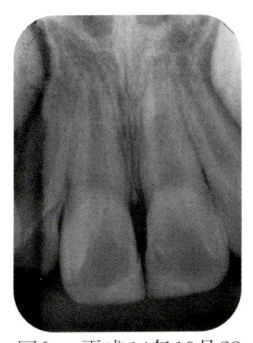

図6e 平成14年10月28日．約13日経過．経過良好．

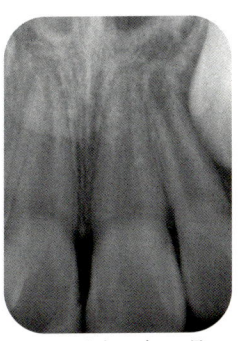

図6f 平成14年11月26日．約1.5か月経過．経過良好．

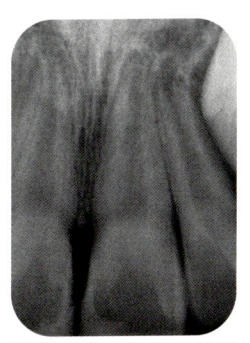

図6g 平成15年1月20日．約3か月経過．経過良好．

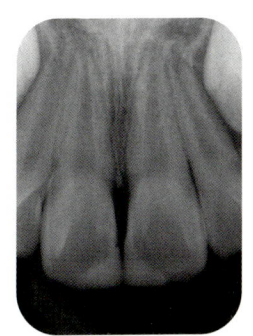

図6h 平成15年2月18日．約4か月経過．経過良好．

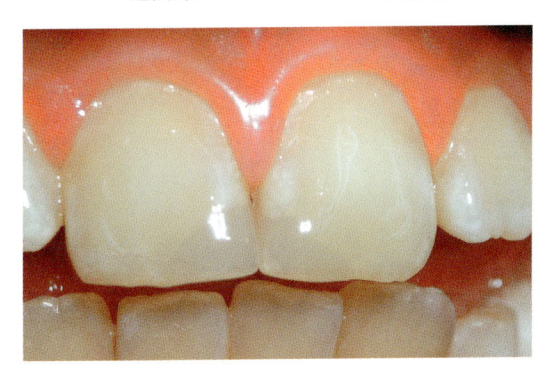

図6i 現在の口腔内写真．

〈処置法〉

露髄面にADゲルを2分間塗布し，その後生食にて洗浄し，次に2W（100mJ，20pps）で露髄面にレーザーを非接触にて照射，ファイバーの先端をswift-motionにて可及的速やかに動かす．それを3〜5秒間，数回照射して露髄面が乾燥された時点で処置を完了する．必要以上の照射は露髄面からの出血をうながし，その後の操作を煩雑にしてしまうので注意しなければならない．再度，止血処置を行う必要が出てくるので，治療時間の延長に伴い，当然，感染の危険性が高くなる．やみくもに，治療時間の延長はどんな場合でも避けなければならない．ちょっとした操作の不手際が思わぬ落とし穴に遭遇してしまうことを肝に銘ずるべきである．

露髄面の適切な処置が終了した後に3-MIXにて直接覆罩を行い，コンポジットレジンなどにて修復をして処置を完了する．

まとめ

何度となく抜髄や根管治療を数限りなく行っても一つとして同じ症例はなく，あらためて根管治療の

[外傷歯における直接歯髄覆罩法：前歯部打撲による歯の破折症例3]

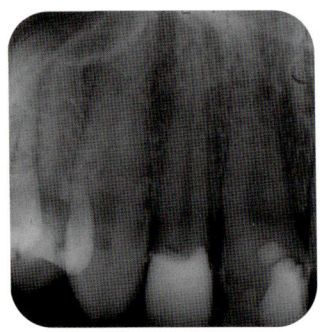

図7a 平成12年9月29日23:30PM. 初診時：X線写真像. 患歯：上顎右側側切歯. 患者：Y.H.女性21歳.

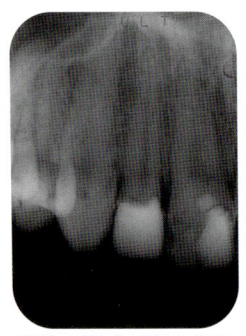

図7b 平成12年9月29日. 処置直後.

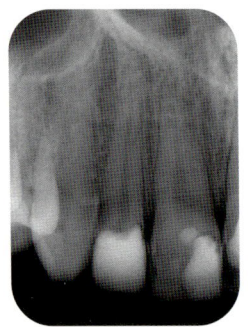

図7c 平成12年12月5日. 約2か月経過. 臨床的不快症状なし. 経過良好.

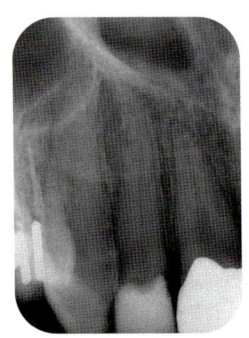

図7d 平成15年1月15日. 約2年3か月経過. 臨床的不快症状なし. 経過良好.

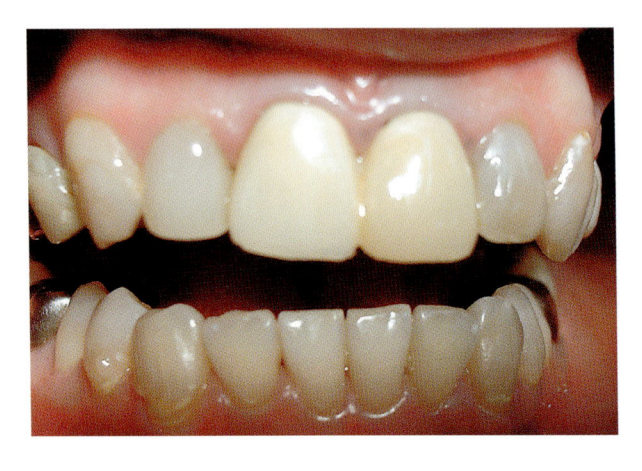

図7e 現在の口腔内写真.

難しさを痛感する．したがって，現時点でいえることは，トータルで考えてみて，確率がゼロでない限り，どのような手段を講じても可及的に歯髄を残すことに全力を尽くすほうが絶対に得策である．

感染源の処理，軟化象牙質に対する的確なアプローチ，どんなことをしても歯髄を感染源となりうる細菌から守り，完全なシールで再感染させない，このような一連のステップを確実かつ的確にこなしていくことで，かなりの確率で歯髄が救われるわけである．それらの各ステップごとの付加価値をあげる意味でも，そして少しでも予知性の高い診療に導くためにもレーザーは欠かせないものとなるであろう．Minimum Intervention，極力，オーバートリートメントにならないように，そして私たちの仕事は，原因を取り除くことであり，治すのはあくまで患者さん自身の治癒能力なのであるから，それをうまく引き出すよう最大限の努力をはらう必要が求められるわけである．

参考文献

1. A. Pecchioni／大谷 満ほか監訳：エンドドンティックスの実際．クインテッセンス出版，東京，1983.
2. 福島久典編著：細菌を知る・エンドが変わる．永末書店，京都，1999.
3. 星野悦郎・宅重豊彦：3Mix-MP法とLSTR療法．ヒョーロン，東京，2000.
4. 子田晃一ほか編著：抗菌剤の科学と臨床応用（日本歯科評論 臨時増刊）．1998.
5. 日本臨床歯内療法学会編：エンドドンティックス21世紀への展望（ザ・クインテッセンス別冊）．2001.
6. 須田英明編：NEWエンドドンティックス（歯界展望別冊）．1999.
7. 千田 彰ほか編：歯髄これでも残す こうして残す（デンタルダイヤモンド増刊号）．1995.
8. 大谷 満：大谷エンドドンティックス．第一歯科出版，東京，1995.

歯科用Nd:YAGレーザーの補綴処置への臨床応用

東京都杉並区開業　細見デンタルクリニック
細見洋泰

はじめに

　近年の歯科医療における手法や器具，材料の進歩には目を見張るばかりである．なかでもレーザーによるエネルギーは歯科医療のみならず一般医療においても応用され，その処置内容や結果の良好さについては多大に注目を浴びてきている．歯科医療においては対象が軟組織だけに限らず硬組織にまで応用され，内容においては口腔外科の分野だけではなく，歯周治療，歯内療法にまで臨床応用され良好な臨床予後が数多く報告されている．また，同様な治癒機序を兼ね備えていると考えられる高周波電流の臨床応用は，古くから電気メスという形で行われてきた．そして近頃では外科処置に加え，歯周組織における病変や，歯内療法にも臨床応用されている．しかし高周波電流と比較すると蒸散作用という点ではレーザー治療のほうが有利であると考えられるので，今回はその臨床応用を補綴処置の範囲に限って使用した際，確実に有用性が認められた症例やその使用方法について具体的に述べてみたいと思う．

　また，一言でレーザーといっても，その種類は光エネルギーの誘導放出される物質によりさまざまあることは周知のとおりであるが，今回筆者はその中のNd:YAGレーザーを使用した．そしてこの種類のレーザーはファイバーを使用してその光エネルギーを誘導してくることが可能であり，組織内への浸透度が比較的高い点もその特色とされている．そこで日常の臨床において開業医が簡単に，また広範囲の処置の中で簡単に臨床応用できる方法を具体的に述べてみたい．

補綴処置への応用範囲

　補綴処置には，欠損補綴から歯冠補綴までさまざまなケースが考えられるが，そのなかでレーザーが臨床応用できるとなればかなり限定された範囲の処置となりえる．今回臨床に応用した処置は感染根管処置，歯周ポケット内の清掃消毒，止血処置であった．

　一見感染根管処置における根管内の消毒，滅菌処置は補綴処置に関係ないように思えるが，支台歯や維持歯に装着された補綴物を，根尖病巣が主な原因で壊さなければならないケースが日常の臨床において数多くある．それらの歯冠補綴物が単冠であれば再製作することはあまり困難なことではないが，連結冠であったり欠損補綴物，とくに部分床義歯における維持歯であったりした場合には，その部分を壊

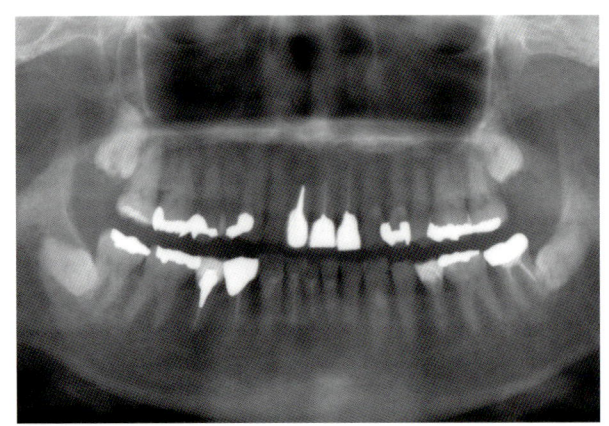

Clinical Approach：補綴治療

図1　初診時のX線写真像．

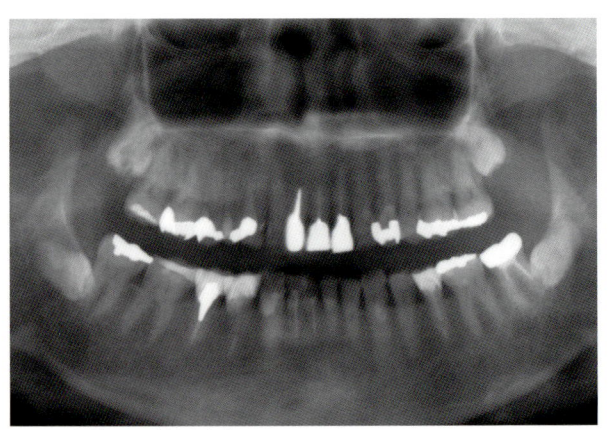

図2　術後のX線写真像．

すことが全体の補綴物を壊さなければならないことになり，せっかく咀嚼機能の回復が補綴物で図られているのに，その機能すべてが無駄になってしまうことが考えられる．よってこのようなことが起きるリスクを最小限にするためにも，あらかじめ感染根管処置や抜髄処置を行った際に，根尖部や根管壁にレーザー光線を使用して滅菌したうえで根管充填処置を施しておくことが必要なことである（1秒15パルス100mJ，5秒間照射）．

次に考えられることは，維持歯や支台歯が歯周病により腫脹や発赤が生じた場合に，すばやくその感染や炎症を除去することが必要になる．その際，外科処置を行うよりは，このようなレーザー処置により急性症状を抑えると同時に，歯周ポケット内の細菌や老廃物を除去する．とくに臨床上感じていることは，レーザーを歯周ポケット内で照射した後，確実なキュレッテージやルートプレーニングなどの処置を行っておく必要はあるが，急性症状が照射により一時的に治まり，機械的な清掃処置を行う時間的余裕が十分生まれることである．

止血処置として臨床応用することが我々臨床医にとっては頻度が高いうえ，患者の来院回数を減少させることも可能であり，有益な使用方法である．止血処置は抜歯後に使用するのではなく，歯冠補綴処置における印象採得時に使用する頻度が高い．通常支台歯形成を行った後，出血を伴うことが多く，その際に印象採得を同日に行うことが困難になるケースが多々ある．しかし，レーザーを使用して止血処置を行うことで即時に止血が可能になるケースが多くみられ，即日に印象採得が可能になり患者の来院回数を減らすことができる．とくに多数歯に支台歯形成が及んだ場合には，大変有効な処置方法である．

使用方法

維持歯や支台歯に歯冠補綴を行う場合に関して述べることにする．

支台歯は無髄歯で根管処置が必要な歯とする．

①通法に従って根管拡大を行う．支台歯にう蝕による実質欠損が歯肉縁付近に及び，歯肉息肉が生じていることがある．このような歯肉息肉もレーザーを用いて除去することで出血を最小限にとどめ安易に根管処置が行える．

②根管拡大後根管貼薬を行う．根尖病巣が大きく細菌感染が多く認められる場合には，病巣部にワンショットで照射しておくこともひとつの選択肢である（図3，4）．

③根管内の清掃が終了したと同時に，根管充填が可能になるようレーザーを用いて根管壁の滅菌を行う．根尖より1mm上から徐々に上部へ根管孔までファイバーを持ち上げながらレーザーを照射し続ける（図5〜8）．

④通法に従って根管充填処置を行う（図9〜15）．

⑤支台築造を行い，支台歯形成を終了させる．支台築造を行う際にレジンコアーを用い，レジンボンディング材を使用するため，血液や浸出液は接着

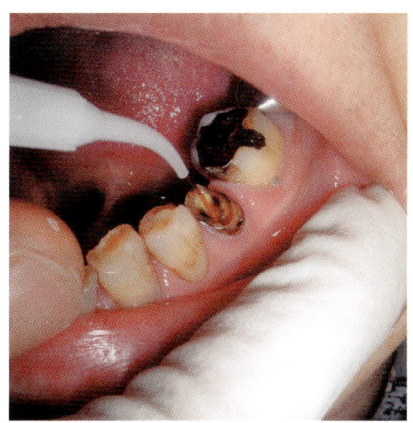

歯科用Nd:YAGレーザーの補綴処置への臨床応用

図3 根尖病巣がある根管処置にレーザーを用いる．根尖病巣に達する位置までファイバーを伸ばす．

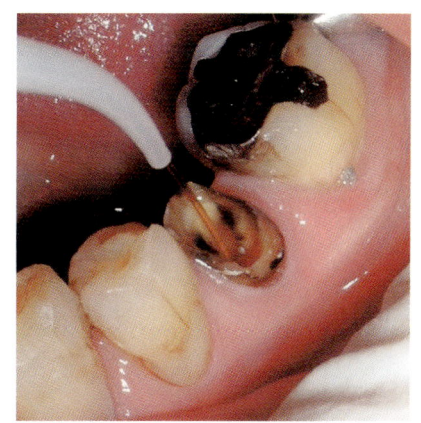

図4 その位置でレーザーをワンショット照射する．

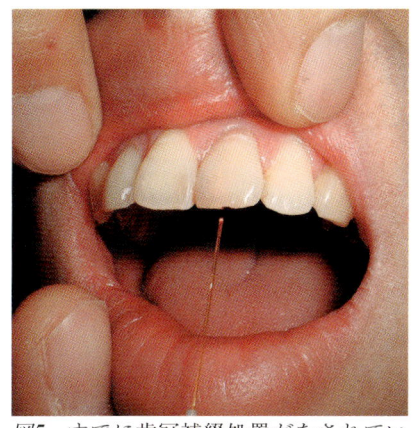

図5 すでに歯冠補綴処置がなされている歯根の根管処置において，根管壁の消毒が必要であるためレーザーを応用する．まず根尖より1mmの位置までの長さを測定して，その長さにファイバーの長さを調整しておく．

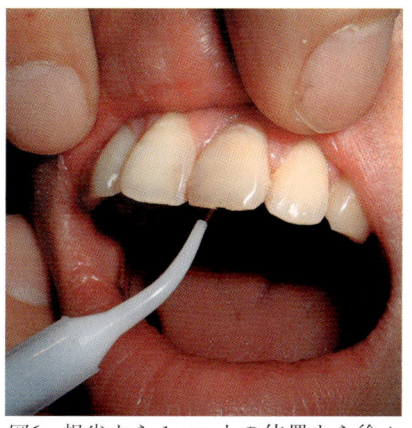

図6 根尖から1mm上の位置から徐々に根管口に向かってファイバーを引き上げながらレーザーを照射する．

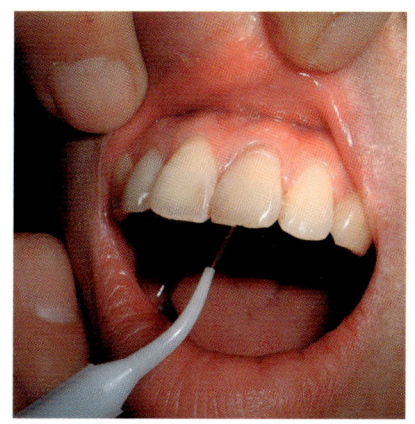

図7 根管口付近で一度照射を中断する．

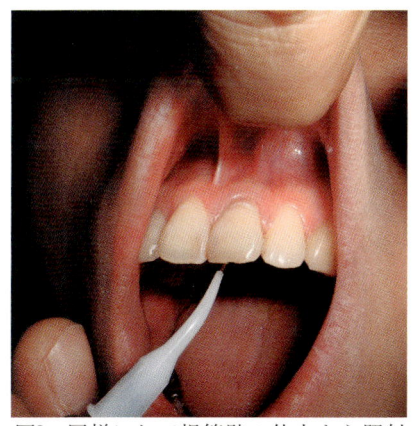

図8 同様にして根管壁の他方から照射をはじめるが，1度目と2度目の照射の時間的なインターバルは少なくとも3秒間とする．筆者は15秒間空けてから2度目の照射を行う．

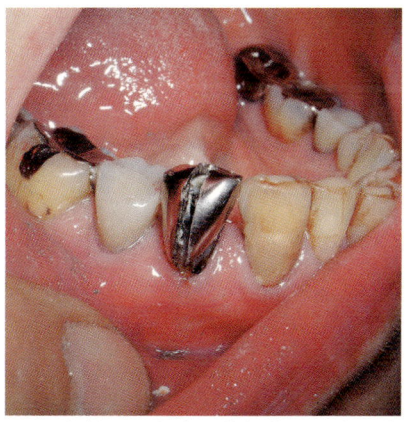

図9 う蝕により歯冠補綴物の除去を余儀なくされた．

図10 冠を除去した支台歯である．

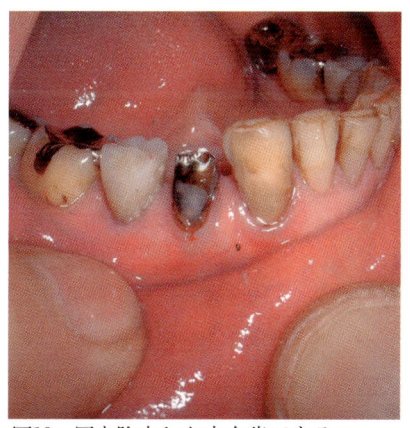

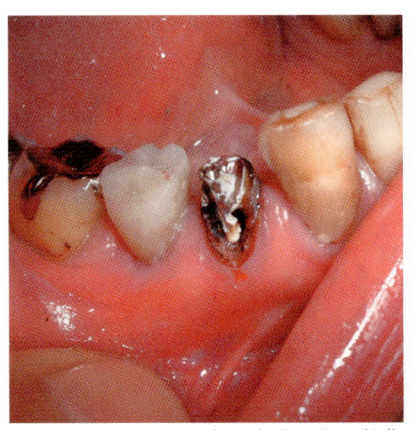

Clinical Approach：補綴治療

図11　メタルコアーを除去する際に軟化象牙質が歯頸部付近に多く認められた．

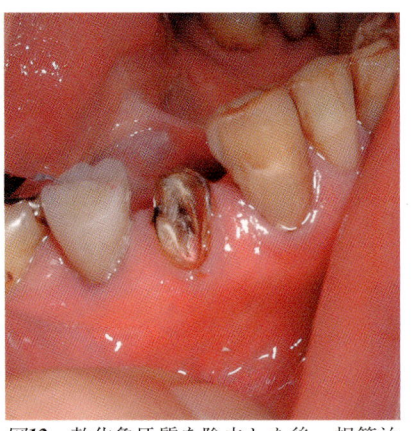

図12　軟化象牙質を除去した後，根管治療を始める．

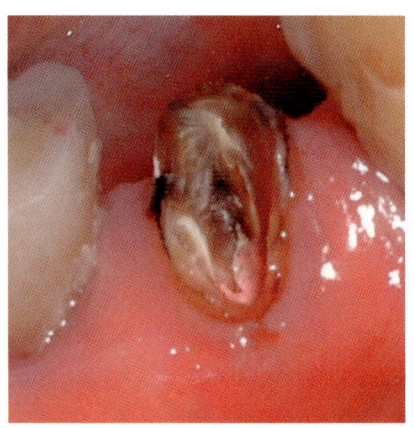

図13　通法により根管処置を終えた後，根管充填を行った．

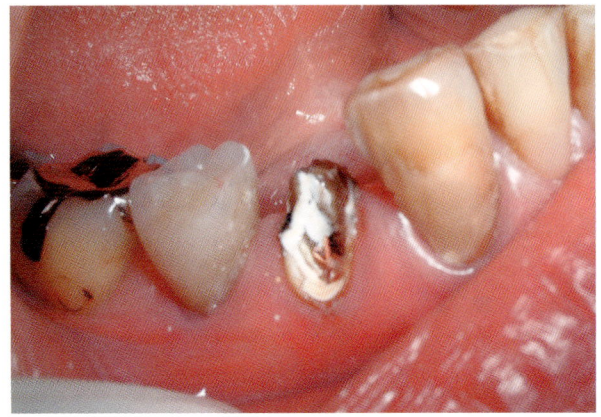

図14　根管壁の薄くなったところは，あらかじめ接着性レジンを塗布して人工エナメル形成しておく．

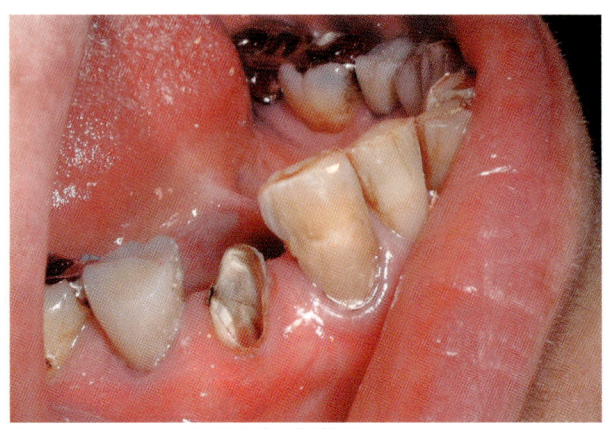

図15　人工エナメル形成後の根管壁．

　阻害因子となるため，それらの要素を除去するためにもレーザーが使用できる（図16〜18）．
⑥支台歯形成終了後印象採得を行う．支台歯形成後その辺縁歯肉から出血するとその止血処置を行う．この際いろいろな止血処置があるが，Nd:YAGレーザーを用いて行うと短時間に確実に行うことが出来る．また他の方法としては，止血用の寒天（ミラクルジェル），浸潤麻酔，血液凝固材（アストリンゼン），高周波電流（電気メス）などがある．レーザーを用いる方法が次に印象採得を行うに当たって，凝固した血液が支台歯形成したマージン部に残ることが少なく即日に印象採得することが可能である（図19, 20）（ワンショット1秒15パルス100mJ，4〜5ショット）．
⑦歯冠補綴物を支台歯に装着するにあたり，テンポラリークラウンなどをはずした際に，マージン部からの出血が次の装着作業の妨げになることは周知のとおりである．とくに接着性セメントなどを使用する際にはこの血液が接着阻害因子になり樹脂含浸象牙質の形成に悪影響が生じる（図21, 22）．
⑧歯冠補綴物の咬合調整後装着終了（図23）．
⑨予後観察中に歯周組織に病変が生じた場合には，機械的清掃やキュレッテージなどを行うこともあるが，歯周ポケット内に誘導線であるファイバーを挿入してワンショットでレーザーを発生させる．本法を用いることでポケット内の細菌が熱により変性してしまうと考えられ，一時的にでも急性症状は治まることになるのであろう．そして歯周病などに罹患した歯周ポケット内で使用する際にはポケット底には絶対ファイバーを当ててはならない．正常な組織がレーザー熱によって変性してしまってはならないからである．

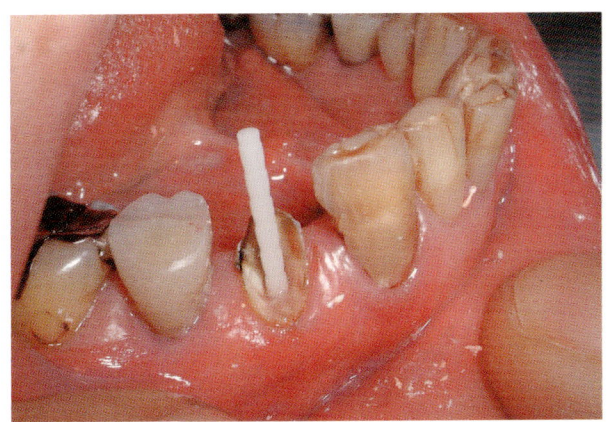

図16 支台築造を製作するが，ファイバーコアーポスト（グラスファイバーのS繊維を直径1mmに1000本以上用いてある）を用いて製作する．

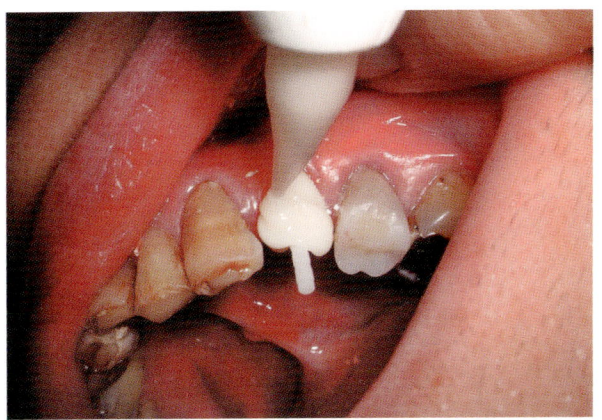

図17 ファイバーコアーポストを根管に試適した後，根管壁にレジンのボンディング材を確実に塗布する．次にビルトイットFR（チョップドグラスファイバーを混入したコンポジットレジン）を根管内に注入した後ファイバーコアーポストを植立させて，光重合操作を行う．

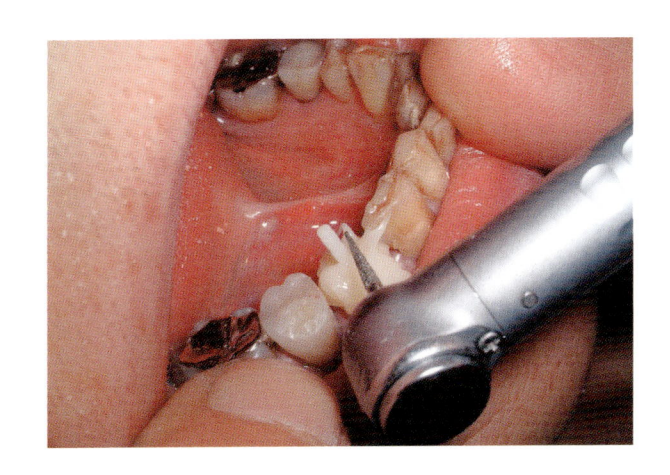

図18 重合操作終了後余剰のファイバーコアーポストはダイアモンドバーにて除去する．

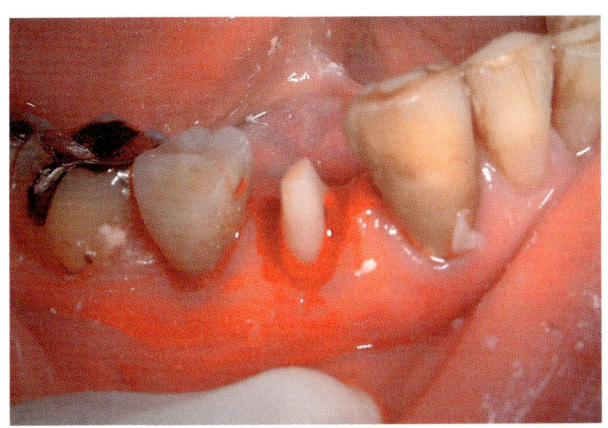

図19 支台歯形成終了時に歯肉炎より出血が認められる．この状態では即日印象採得することが困難である．

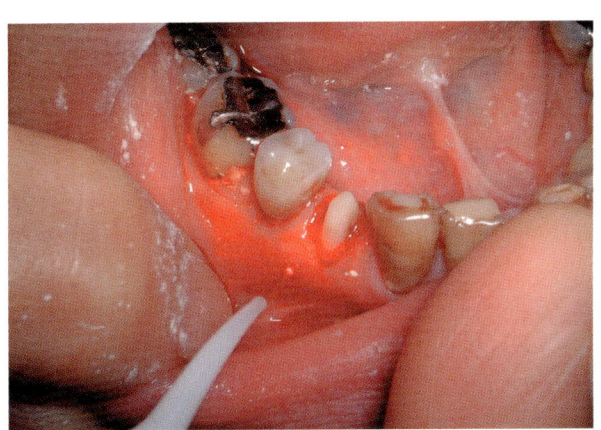

図20 出血部位の歯肉から1mm程度離れたところからレーザーを照射して止血を行う．

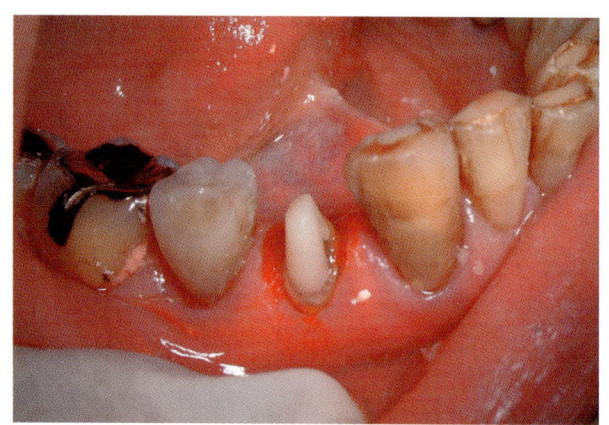

図21 止血終了時の支台歯.

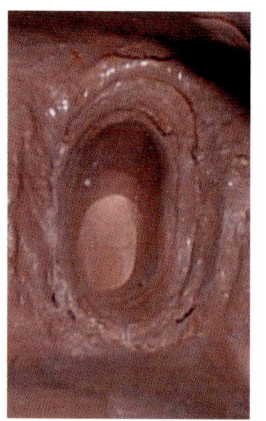

図22 即日に印象採得を行うことが出来る.

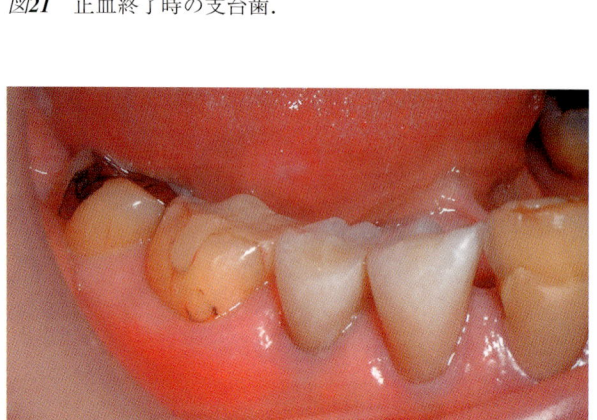

図23 最終補綴物を装着した口腔内．マージン部の歯肉がレーザーを使用した後の状態にもかかわらず，正常であることが確認できる．

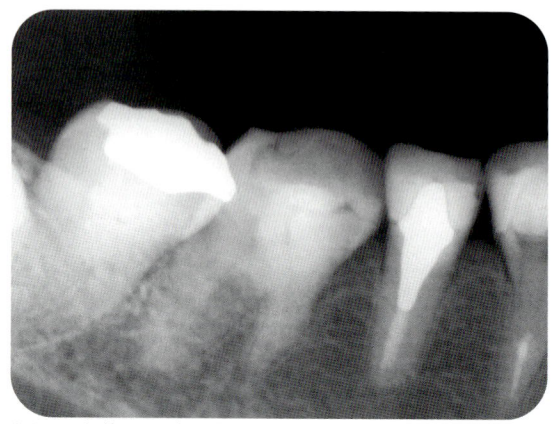

図24 術後のX線写真像．

まとめ

Nd:YAGレーザーは，その浸透度の深さにより根尖病巣部に使用することでその殺菌力や清掃性が期待できる．しかしその使用方法や時間を間違えると，正常な組織をも破壊してしまうことになり，大変危険な処置と化してしまうことは，十分認識し注意を怠ってはならない．レーザーは正しく使用することで，今まで経験したことがないような治癒機転で，細胞蒸散が促され迅速に病巣部が治癒に到ることがわかった．よって今後はその浸透度や，出力，時間に関してより臨床的に検索を重ねていかなければならないと考えているが，ここに示した出力に関しては個人差があるためあくまでも目安であり，将来は確実な症例別出力が確定することを願うばかりである．また，長期間の予後という点ではまだその使用期間が短いため，今後の長期観察が必要に思われる．

参考文献

1. 石川　烈，青木　章，水谷　幸嗣，渡辺　久：歯科におけるレーザー治療の現在．日本歯科医師会雑誌，Vol.56No.1：2003-4.

2. 石川　烈，青木　章，渡辺　久：レーザーの歯周治療への応用．クインテッセンス出版，17(3)：451～458, 1998.

歯科用Nd:YAGレーザーの口腔外科的疾患および口腔外科小手術への応用と実際

茨城県東茨城郡開業　鶴見大学歯学部第Ⅱ口腔外科非常勤講師

中島京樹

はじめに

　レーザーの口腔外科的処置への応用（炭酸ガスレーザーなど）を考えるとき，歯肉などへの切開のイメージは，いわゆるSF（サイエンスフィクション）に著される描写に近いものがあり，いかにもと納得させられてしまう．そしておそらくレーザーを導入された方々の多くは，前もってメーカーによるデモンストレーションを見てから選択されたはずである．その折りに，たとえばレーザーにもいくつかの種類があること，使用目的や対象によって適応が違うこと，などを簡単に書き留めておくことが必要である（たとえば現在医療用として使用されるレーザーの種類，または現在歯科用として開発使用されているレーザーの種類：炭酸ガス，Nd:YAG，Holmium-YAG，Er:YAGなど）．このように，機種ごとにレーザーの特徴や適応を知ることで，Nd:YAGレーザーを外科的処置に応用することのメリットが十分に理解できるものと思われる．

　ここではレーザーの使用条件と注意点を中心に，実際例を示しながら解説する．

深達性に対する注意と守るべきマナー

　Nd:YAGレーザーを応用するとき，まずはその深達性に注意を払う必要がある．
①骨面が近い部位では，可能な限り直接骨へ照射する方向へは向けない．
②同じ部位に長時間当てないよう，常に動かし，冷却に気をつける．
③局所麻酔薬量の多い部位では，血流が減少し深達性を助長する傾向があり，照射時間を加減する．
④口腔外の照射では，第3者がレーザーを直視することがないよう注意する．

　＊このレーザーの利点のひとつでもある深達性が，一方では危険性にも直結していることをご理解いただきたい．

口腔外科処置への応用効果と注意点

①切開後に縫合が少ない．
②局所麻酔の量は，症例により異なるが，いずれも減少させられる．場合によっては必要ない．
③術後の疼痛，出血が少ない．
④顎顔面の疼痛に対して，除痛など理学療法的応用

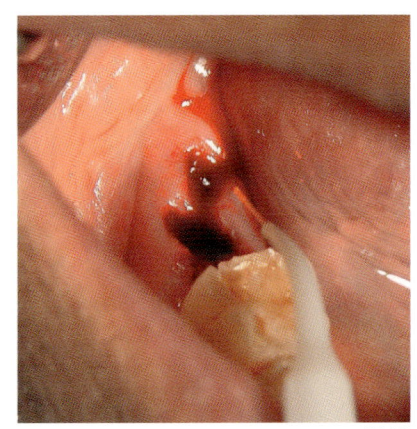

Clinical Approach：口腔外科治療

図1 100mJ/pulse, 15～20ppsにて, 5mm～1cmの距離から均一に照射. ゼリー状に表面が乾燥するのが目安. 冷却エアーなし.

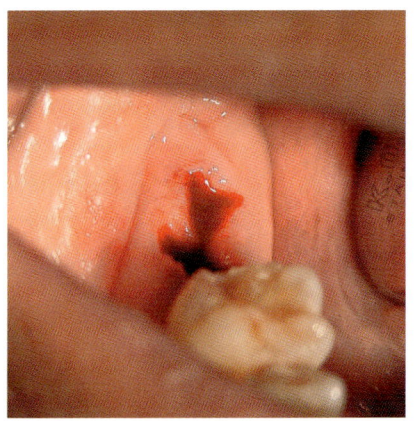

図2 1分30秒～2分照射後, 止血した状態. 表面は, ゼリー状でやや乾燥した状態. 過熱により表面を焼かないように焦らずゆっくりと照射.

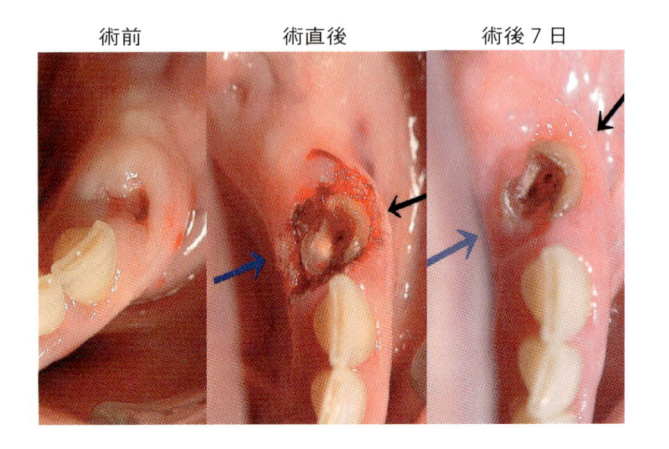

図3 左側下顎第一小臼歯歯肉息肉, 骨縁上に歯根面があることをX線写真像にて確認. 舌側（青矢印）は, 電気メス. 頬側（黒矢印）は, レーザーにて切除. 電気メスとの差をみるため局麻下に施行. 冷却エアー使用して60mJ/pulse, 40ppsまたは, 80mJ/pulse, 35ppsで切除. 右は歯肉息肉切除後, 1週間後の歯肉. レーザー（黒矢印）のほうが, 歯肉の形態が色合いとも良好に見える.

法の可能性がある.
⑤深達性の必要な部位で治癒促進的効果が得られる.
⑥レーザー刺激に対する感受性は個人差があるので, 予備照射（低出力, 遠距離から開始する）を行う.
⑦プローブ先端は, 切れ味の劣化を感じたら付着物をふき取り, なお改善しなければ新しい面を出す.

抜歯後出血への応用

*図1*は, 抗凝固作用のある薬剤を服用中止後の抜歯で, 5分の圧迫止血後も止血困難な状態であった. 5mm～1cm程度プローブをはなした状態で, 血液表面を乾燥させる程度にゆっくりと回転させるように均一に照射する（血液を焼かないように）. レーザーの熱による凝固のみに頼らず, 深部で止血していることをイメージする感覚で行う. 表面は, やや乾燥凝固した状態で止血する（*図2*）.

歯肉息肉切除

この症例では, 局所麻酔をしている. 唇側をレーザーで, 舌側を電気メスで切除した. 電気メスの切除のしやすさは, Nd:YAGレーザーではかなわぬことであるが, 電気メスの使用できない全身疾患患者への使用, 術後の疼痛緩和, 歯肉の再増殖が少ないなどのメリットがある. 無麻酔での使用も可能だが, 着色歯肉などレーザー刺激の感受性を左右する条件に注意して麻酔の併用を考慮する. *図3*左は, 切除前の歯肉の状態である. *図3*中央は, 右（黒矢印）が唇側でレーザーにて切除, 舌側（青矢印）は電気メスにて切除した術直後のものである. *図3*右は, その1週間後の状態で, 歯肉の回復に差が認められる.

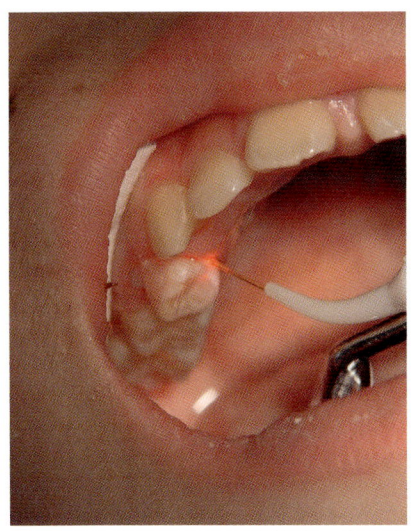

図4 歯の交換期の乳臼歯抜歯．表面麻酔後，冷却エアー使用して100mJ/pulse，15ppsで，ポケット掻爬の要領で周囲に1～2分照射．続けて，60mJ/pulse，40ppsにてやや歯牙の中心に向けて2～3分照射．

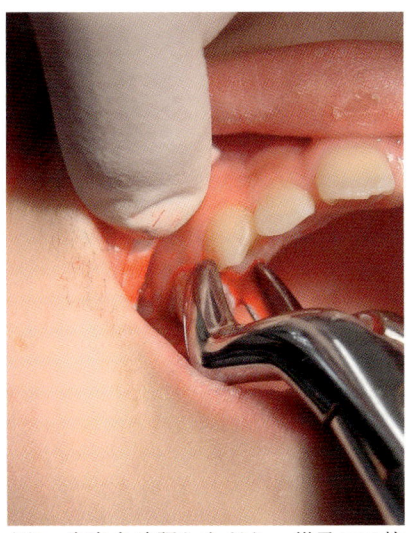

図5 疼痛を確認しながら，鉗子にて抜歯．疼痛あれば，再度疼痛部位を中心に照射（図7と同条件）．

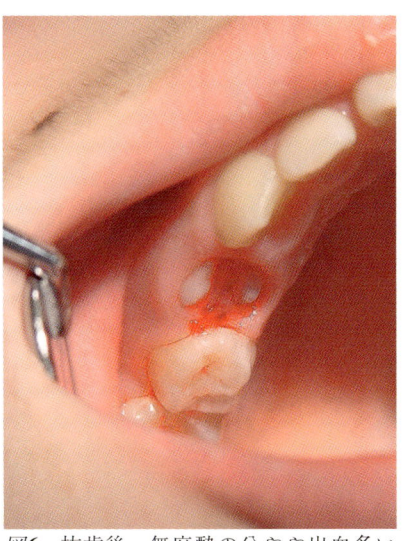

図6 抜歯後，無麻酔の分やや出血多い状態．そのままでも，圧迫止血で十分であるが，必要なら抜歯後止血と同じように照射．

レーザー切除側は，再度大きく増殖する様子がみられない．

乳歯抜歯への応用

乳歯の動揺の著しい症例で，十分根が吸収していて麻酔して抜くほどでもないが，早く抜いてほしいとの要望がある．この症例では，乳歯歯頸部からポケット内に照射する要領で，2～3段階に出力を可変上昇させ，歯冠周囲全体を2～3分間照射する（図4）．ヘーベルなどで歯冠周囲を通常の抜歯の要領で，付着部を切断するようにし，同時に疼痛がないか確認する．疼痛があれば照射を繰り返し，疼痛がないことを確認後，鉗子で抜歯する（図5）．図6は術直後の状態で，麻酔しない分やや出血が多く感じるが，止血はスムーズである．

膿瘍切開

歯肉膿瘍を形成している場合，周囲への予備照射をしながら，徐々にプローブをコンタクトさせていく．プローブの方向は，膿瘍の中心方向へ向け，歯槽骨へ向けないよう注意する．膿瘍腔が大きい場合

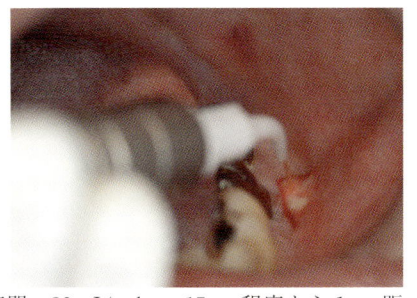

図7 歯肉膿瘍の切開．80mJ/pulse，15pps程度から1cm距離をあけて予備照射を1分程度．徐々に接触照射し，切開予定部位を中心に照射．疼痛なければ，60mJ/pulse，35～40ppsで切開．切開時エアー冷却は，バキュームまたは，シリンジから行う方が気腫防止の点で必要な場合がある．

は，プローブの方向はさほど気にしなくてもよい．膿瘍の上皮が薄い場合は，簡単に切開できる（実際には，削いでる感じ）．プローブと上皮がコンタクトして，患者が痛みを訴えなければ，上皮が厚い場合は先端を加工して切開していく．切開後，薬液で洗浄する．無麻酔でも可能だが，炎症の初期で膿瘍の局在が明瞭でなく，または膿汁の局在が明瞭でない膿瘍形成の初期段階の部位では，レーザーの熱吸収が大きいためと考えられる過敏な疼痛反応を示す場合がある．このようなとき，表面麻酔か場合によっては局所麻酔の併用も必要である（図7）．

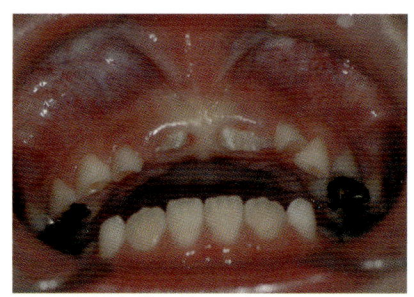

Clinical Approach：口腔外科治療

図8 上唇小帯切除の一例．

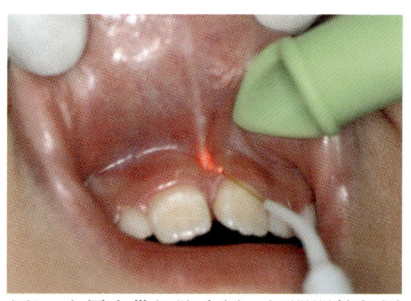

図9 上唇小帯切除症例．切開開始部周辺にのみ0.3cc程度麻酔．冷却エアー使用して60mJ/pulse，40ppsで，小帯の歯肉側から切除する．中心部付近は，靭帯があるため，左右側から計1分程度照射．

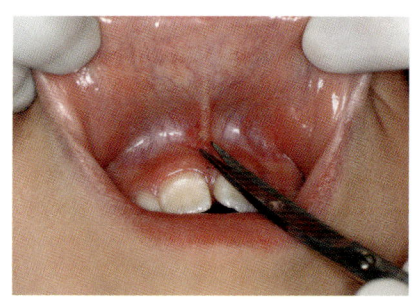

図10 靭帯部位は，照射後歯肉鋏にて切除する．照射範囲に注意．

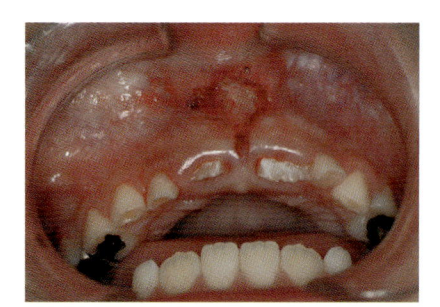

図11 予定部位まで，レーザーと歯肉鋏で切開した手術直後．

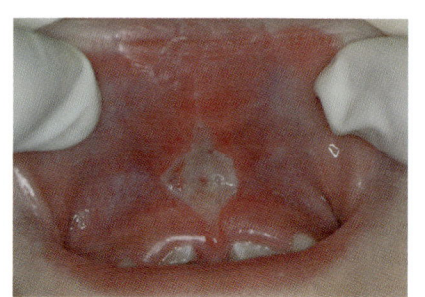

図12 上唇小帯切除後，翌日の状態．

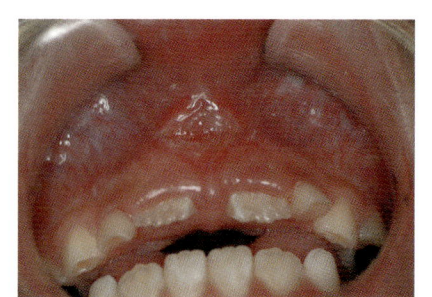

図13 切除後，7日目の上唇小帯切除部位．

小帯切除

　上唇小帯，舌小帯切除の症例を示す（図8）．いずれも局所麻酔は，2％キシロカイン（エピネフリン含）0.3cc程度で，切開開始部位付近のみに行った．付着部位が高位にある状態で小帯が薄い場合は，表面麻酔のみでも切開可能である．上唇を牽引した状態で，最初に小帯の左右から切開するラインをなぞるように非接触で照射を開始する．徐々に接触させ疼痛がないことを確認し，小帯の付着部先端から削いでいくように切開する（図9）．このとき，プローブの先端は，骨面に向かないように注意する．また，プローブが常に同一方向を向いてないように左右側から交互に当てていく．プローブ先端は加工しなくても切開できるが，切れにくいときは加工してみる．また，切除が低下したら汚れを拭き取る．ほとんど出血せずに進められるが，靭帯がある部分（小帯中心付近で基底部付近）では，思うように切除できない場合がある．時間がかかり照射熱量が増えてしまい，深達性の悪い面が出てしまう．このような場合は，照射後，歯肉鋏またはメスを使用する（図10）．レーザーの照射範囲であれば，熱変成と止血効果でメスなどによる切開でも出血はなく，疼痛もなく施行できる．術後の縫合は必要ないが，小帯の付着基底部を縮小する目的で縫合する場合がある．

　図11は，術直後の状態である．翌日，偽膜と熱変成層の白い部分があるが，疼痛もほとんどない状態である（図12）．術後7日目は，上皮化の不十分な部分もあるが疼痛もなく良好である（図13）．図14は頬小帯の切除を示しているが，小帯中心に靭帯があり切開しにくいケースが多くあり，歯肉鋏を使用すると効果的でかつ迅速に進められる．舌小帯の場合は，舌側の付着部を同じように切開する．舌小帯では，靭帯のような切除しにくい部位はないため，メスなどは必要ない（図15）．むしろ，血管が多く分布していることから，レーザーによる止血効果を有効に利用するように，かつ太い血管に注意してレーザーに

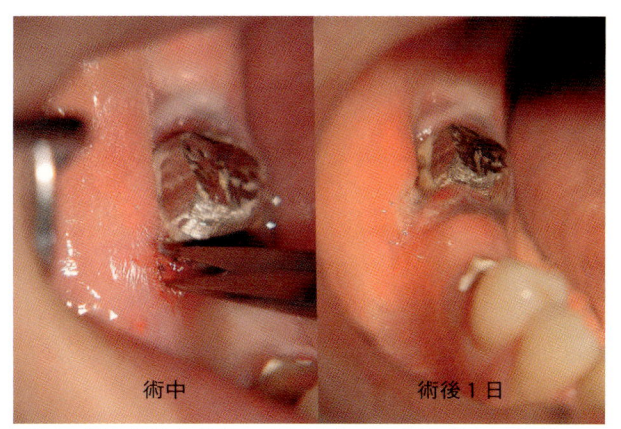

図14　頬小帯付着異常の症例．とくに頬小帯は，靭帯が太く切除しにくい部位である．歯肉鋏の使用が効率的である．0.3cc麻酔後に冷却エアー使用して60mJ/pulse，40ppsで切除開始，照射と歯肉鋏による切除を交互に行い切離．

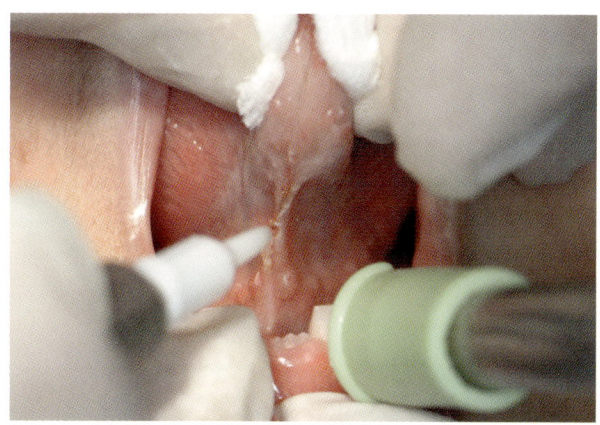

図15　舌小帯切除症例．上唇小帯同様，麻酔下にレーザーにて切除．小帯の舌側よりに切除開始部周辺のみに0.3cc程度の麻酔．冷却エアー使用して60mJ/pulse，40ppsまたは，80mJ/pulse，30～35ppsで切除している．

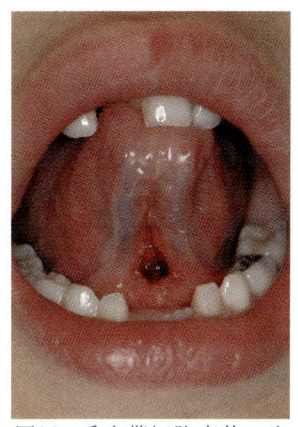

図16　舌小帯切除直後．出血はほとんどない．

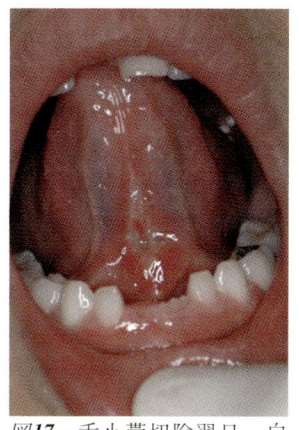

図17　舌小帯切除翌日．白色の偽膜形成がある．自発痛なし，舌の運動障害なし．

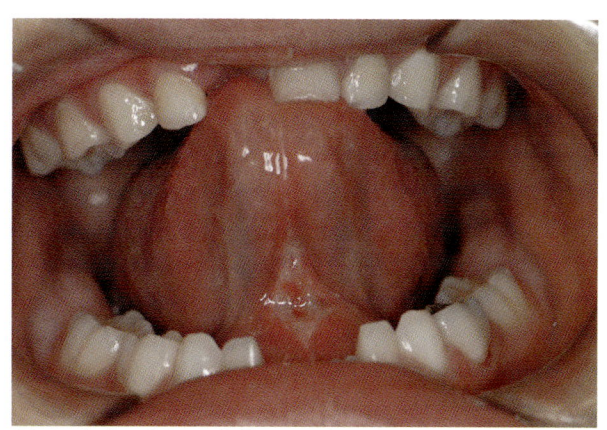

図18　術後1週間の状態．切除幅の広い部分で，偽膜が残存．2週間後には，偽膜消失し治癒．

て切除する．図16は術直後，図17は翌日の偽膜の状態，図18は術後1週間目の状態である．偽膜の状態が残っているが，接触痛，自発痛とも認められない．

インプラントの感染に対する応用

ブレードタイプのインプラントの症例で，排膿，若干の動揺を示した症例である．抗生剤を服用後，薬液洗浄とレーザーの非接触照射を低出力で行った．最初の2週は，週2回程度で以降週1回の照射を1か月，その後2週間に1回の割合で洗浄と照射を繰り返した．動揺と排膿は消失し，パントモグラフィーエックス線写真では，インプラントよりに骨が再生している（図19上：術前，下：4か月後）．一般にNd:YAGレーザーは，金属に吸収特性があり反応することから，その照射部位では注意が必要であるといわれている．金属に反応し深達性があることを考慮すると，照射方法をコントロールすることで歯肉や骨を透過してインプラントに当たったレーザーが治癒効果に寄与している可能性が示唆された．

義歯性潰瘍

義歯性潰瘍の一例である（図20）．照射直後に疼痛は消失し，義歯の使用を控えて2日目の状態（図21）では，顕著な改善がみられる．照射には，約1cm

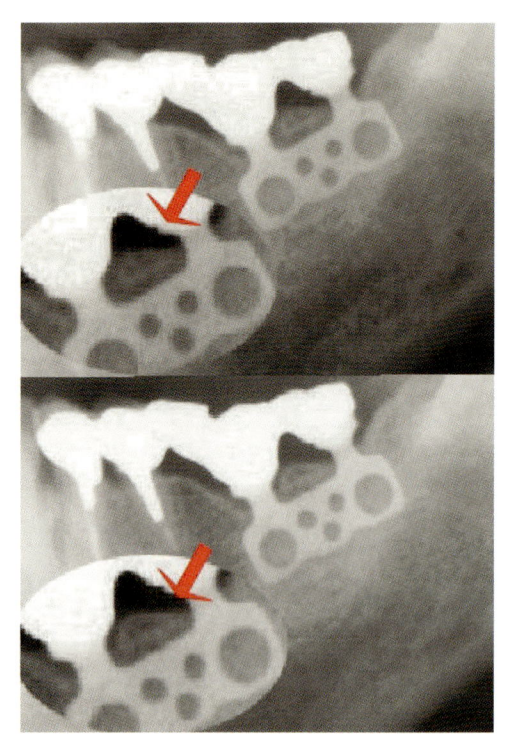

図19 ブレードタイプインプラントの15年経過後の感染による動揺と排膿のみられた症例のX線写真像（写真上）．冷却エアーとともに50mJ/pulse，15〜20ppsで，1cm程度の距離から，埋入したインプラントに向かい1〜2分，均一に照射．金属面に直接照射しないよう注意．写真上下の左下は，インプラント部分拡大．写真下は，4か月後．

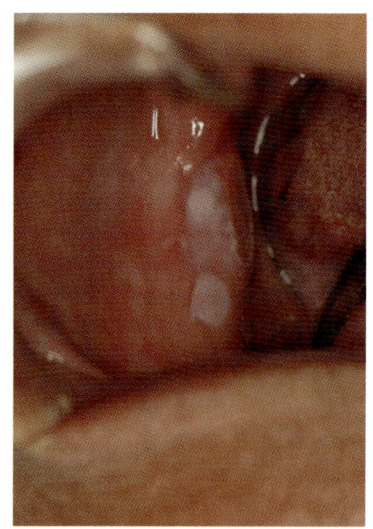

図20 義歯性潰瘍の症例．冷却エアーなしで40〜50mJ/pulse，15〜20ppsで，1cm程度の距離から1〜2分程度照射．次に冷却エアーとともに80〜100mJ/pulse，15〜20ppsで，1〜2分程度照射．

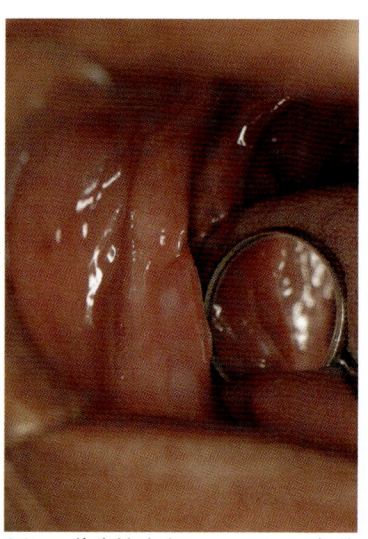

図21 義歯性潰瘍のレーザー照射後2日目の状態．接触痛，自発痛なし．

距離をおいて2〜3分程度均一に照射する．口内炎やアフターにも同じ使用方法で効果がある．照射時間は，表面が乾燥して見えるまで程度，自発痛が消失する程度までが基準である．1分程度照射したら，状態を確認して再度照射を繰り返す．個人的には，効果的な照射方法として，まず冷却エアーを切った状態の低出力で，1〜2cm程度距離をあけて照射する．これによりまず自発痛が軽減される．続けて，エアーで冷却した状態で出力をあげて（痛みを感じない程度）1〜2分程度照射し，治癒効果を高めることを期待して行っている．

三叉神経痛および顎関節症に対する応用

右側顔面（第2枝）に疼痛出現した患者で，接触痛部位といわゆる取穴（ツボ）に理学療法的効果を期待して照射したものである．照射部位を赤い点で表してある．疼痛部位にプローブとの距離2cm程度で，ゆっくりと円を描くように照射する．ツボは，位置がはっきりわかるには経験を要するので，その周辺へ3〜5分ほど照射する．疼痛の程度にもよるが，照射後数分で疼痛緩和効果が現れる．図22は，三叉神経痛の疼痛緩和に照射したツボである．効果は半日から1日続くようで，また，照射距離や部位の固定用に作製した強化耐ガラス製のアダプター（オリジナル）を使用するのも1つの方法である（図23）．顎関節症の場合には，疼痛部位が筋肉部位か顎関節部位か十分診査する必要がある．開口障害が伴う場合には，関節円板の関与を診査した上で，一般的な顎関節へのアプローチを行う必要がある．開口障害と関節円板のロックを起こしている場合，疼痛緩和の効果をレーザーにて得ることができるが，あくまでも対処療法である．照射直後の無理な開口は，関節周辺に過度の負担を強いる可能性があるため，避

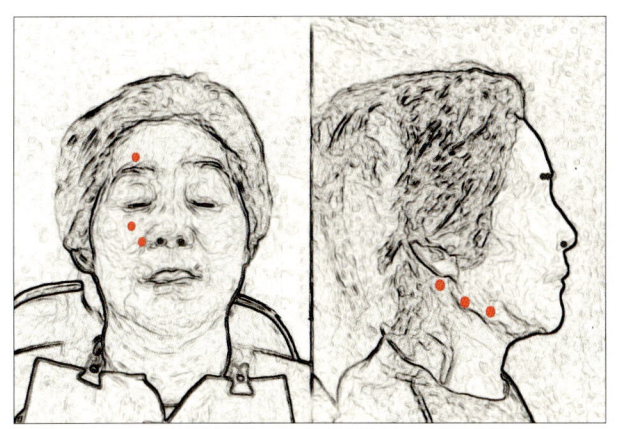

図22 今回，三叉神経痛の症状に使用した取穴部位（赤丸）．

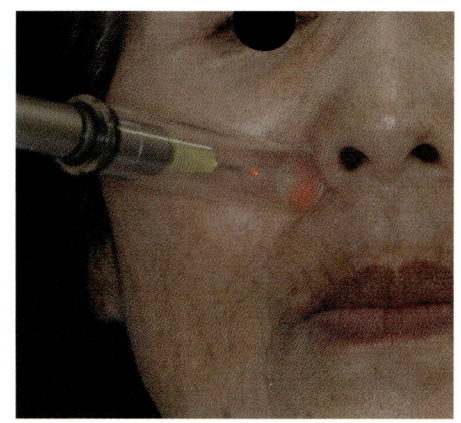

図23 オリジナルアダプターを使用しての照射．顎関節部，三叉神経痛疼痛部，取穴へは，円を描くように照射する場合，100mJ/pulse，15〜20ppsを数回に分けて照射．固定照射（取穴など）は，40〜50mJ/pulsu，10〜15ppsで30秒〜1分程度を1セットに取穴を1セットごとに変えて，数回に分けて照射．

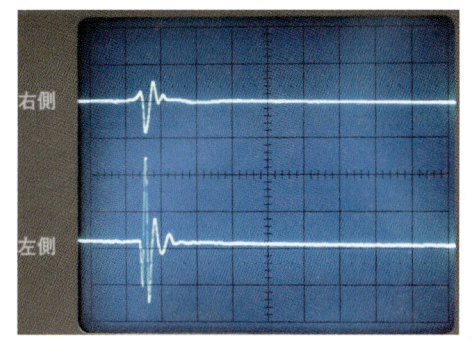

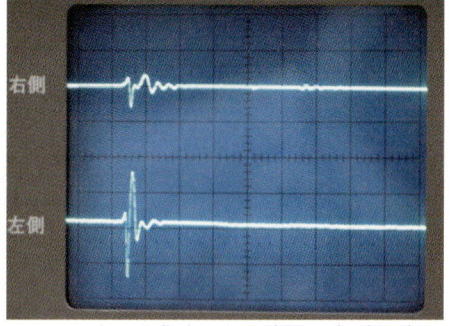

図24 デンタルサウンドチェッカーにて，照射前後クリック音の変化を記録．左が照射前，右は照射後．記録をとるに当たり，クリック音の頻度が減少していた．

けるべきである．筋痛による開口障害とわかれば，レーザー照射は効果的である．疼痛部位への照射は，関与する筋肉全体へ1〜2cm距離をあけて，レーザー照射を関節部位に3〜5分単位に効果を確認しながら，数回むらなく照射する．しかし，関節部の疼痛の場合は，十分な注意を必要とする．クリックや雑音程度であれば，1〜2cm距離をあけてレーザー照射を関節部位に3〜5分単位に数回行う．また，ツボへの照射は下関が効果的なようである．ツボへの照射については，経絡を含めていくつかの方法があげられるが，詳細については別の機会に記述させていただく．

図24は顎関節症のクリック音の減少について試みた症例である．サウンドチェッカーによる波形の変化を照射前後に見られる．また，時間的に長く当てることになるので，ガイドアダプターの使用も術者の負担を軽減し，プローブ接触事故を起こさない意味でも有効かと考えられる．

以上，私が経験した症例の一部を紹介してきた．ほかにも，カンジダ症や歯肉弁切除，口内炎，歯肉切除などご紹介できない有効症例が多くある．これからNd:YAGレーザーを口腔外科領域にと考えているユーザーの方の一助になれば幸いである．文中にご紹介したガイドアダプターは，オリジナルの製品で現在レーザー光遮光タイプのものを製作している．

参考文献

1. 藤純二, 粟津邦男, 篠木 毅, 守矢佳世子：一からわかるレーザー歯科治療. 医歯薬出版, 東京, 2003.
2. 加藤純二, 篠木 毅, 守矢佳世子：各種レーザーの特徴と用途を整理する(1)波長特性と臨床効果の比較検討. 歯界展望, 96：33-48, 2000.
3. 加藤純二, 篠木 毅, 守矢佳世子：各種レーザーの特徴と用途を整理する(2)各種レーザーの基本的性質；卵白および歯の実験から. 歯界展望, 96：351-366, 2000.
4. 藤純二, 篠木 毅, 守矢佳世子：各種レーザーの特徴と用途を整理する(3)臨床での問題点. 歯界展望, 96：625-638, 2000.
5. 田中延幸：粘膜下組織に対する接触型Nd-YAGレーザー照射後の創傷治癒過程に関する実験的研究. 鶴見歯学18(1)：69-87, 1992.
6. 長澤明範：レーザーの組織作用特性と口腔領域への応用. 歯科ジャーナル27(2)：159-180, 1988.
7. 三村 保：口腔外科手術へのNd-YAGレーザーの適応. 歯科ジャーナル27(2)：203-216, 1988.
8. 橋本賢二：レーザーの歯科への臨床応用とその基礎―三叉神経痛への応用. ザ・クインテッセンス別冊, 94-98, 1988.
9. 上田 裕：顎関節症のすべて―理学療法-針治療について. デンタルダイヤモンドVol.7 No.13, 157-167.
10. 小川 隆, 工藤泰一, 成田 令博, 内田安信：レーザーの歯科への臨床応用とその基礎―顎関節症への応用. ザ・クインテッセンス別冊, 90-93, 1988.

INDEX

い

Er:YAGレーザー	3
インプラント	95
──前の骨再生	56
医原性金属沈着症	33
一壁性骨欠損	54

う

う蝕検知装置	63

え

エプーリス	24
塩基性線維芽細胞増殖因子（bFGF）	53

か

カニューラ	14
開窓術	26
外傷歯	82
顎関節症	43, 96
感染根管治療	11, 79

き

義歯性潰瘍	95
矯正治療への応用	71

け

懸濁法	49

こ

コンタクト法	5
口腔外科処置への応用	91
光音響的治療	52
光化学的治療	52
光熱的作用	52
根管拡大	11
根管内異物除去	11
根管内細菌嫌気培養検査	8

さ

再石灰化	59
三叉神経痛	96
酸化チタン	48
──のアブレーション法	48

し

CO_2レーザー	3
シーラント	18
色素選択性	12, 19
歯根膜由来細胞（PDL）	3
歯周治療への応用	12, 39, 43, 48
歯周ポケット内照射	15, 39
歯内療法への応用	7
歯肉息肉切除	92
歯肉の腫脹	39
歯肉膿瘍	43, 93
歯肉弁切除術	27
歯肉メラニン色素沈着症	27, 32
──の分類	34
初期う蝕の除去，進行停止	64
小帯切除	94
蒸散	4, 59
深達性	3, 19, 25, 91

せ

生活歯髄切断法	11
生体活性ガラス	49

99

INDEX

石英ファイバー	4, 13, 50
舌小帯付着異常症	25

ち

智歯周囲炎	26
超音波スケーラー	13, 41
直接歯髄覆罩法	82

て

デフォーカス照射	39
電磁波スケール	3

に

乳歯抜歯への応用	93

ね

Nd:YAGレーザー	2
——の色素選択性	12, 19
——の（組織）深達性	3, 19, 25, 91
——の波長	2
——の物質吸収性	2

の

膿瘍切開	93

は

バイオセラミックス	51
ハイドロキシアパタイト	49
パルス波	12
ハンドピース	14, 40, 73
白板症	28
破折歯	82
抜歯後出血への応用	92
抜髄	11

ひ

bFGF（塩基性線維芽細胞増殖因子）	53
PDL（歯根膜由来細胞）	3
びらん性歯肉炎	43
非コンタクトプローブ	4
非コンタクト法	5

ふ

ファイバー	4, 8, 14, 36, 86
フォーカス照射	39
プラークコントロール	13
プローブ	3, 93
分子プレカーサー法	49

へ

ヘミセプター	54

ほ

ホローウェーブ	4
補綴処置への応用	85

ま

マニュピレーター	4

め

メタルタトゥー	33
メルティング	59

れ

レーザー	2
——エッチング	20
連続波	12

わ

ワンショットモード	19

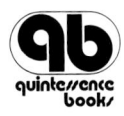

歯科用Nd:YAGレーザーの臨床応用

2003年11月10日　第1版　第1刷発行

web page address　http://www.quint-j.co.jp/
e-mail address: info@quint-j.co.jp

監　著　者　　鴨井久一
　　　　　　　かもいきゅういち

発　行　人　　佐々木一高

発　行　所　　クインテッセンス出版株式会社
　　　　　　　東京都文京区本郷3丁目2番6号　〒113-0033
　　　　　　　クイントハウスビル　電話（03）5842-2270（代表）
　　　　　　　　　　　　　　　　　　（03）5842-2272（営業部）
　　　　　　　　　　　　　　　　　　（03）5842-2279（書籍編集部）

印刷・製本　　サン美術印刷株式会社

©2003　クインテッセンス出版株式会社　　禁無断転載・複写
Printed in Japan　　　　　　　　落丁本・乱丁本はお取り替えします
　　　　　　　　　　　　　　　　ISBN4-87417-786-7 C3047
定価は表紙に表示してあります